"Este é um livro que promove o aprimoramento da vida do ser humano e que, indubitavelmente, oferecerá a todos os leitores uma profunda e perene sensação de felicidade."

Richard Denny, autor, palestrante e especialista em crescimento de negócios internacionais

"Mais uma vez, Liggy nos oferece não somente uma abordagem simples e construtiva para a compreensão de nossos problemas, mas também um caminho para alcançarmos a felicidade e o sucesso pessoal. Sua mensagem é absolutamente clara: se você não é capaz de alterar as circunstâncias em que vive, mude seu foco e sua atitude em relação a elas."

Dr. David C. Batman, diretor de Pesquisas da Foundation for Chronic Disease Prevention (Fundação para a Prevenção de Doenças Crônicas) no ambiente de trabalho e ex-chefe do departamento de Saúde e Bem-Estar dos funcionários da Nestlé.

"Criar os filhos é uma experiência absolutamente prazerosa, mas também pode se revelar um dos períodos mais estressantes da vida humana. Ao cuidar das crianças, é muito fácil para os pais serem profundamente afetados pelo verdadeiro redemoinho da vida cotidiana, o que lhes deixa pouco tempo para cuidarem de si mesmos. Sabemos que pais felizes criam filhos felizes, portanto, muitas mães considerarão esse livro bastante interessante."

Sally Russell, fundadora da Netmums.com

"Liggy Webb nos explica como podemos garantir uma vida mais feliz e positiva, sustentando suas teorias com evidências e conselhos bastante interessantes. Este livro é um guia eficiente e bem pesquisado, elaborado para ajudar as pessoas a enfrentarem um dos maiores desafios da vida."

Paul O'Neill, vice-presidente do Guinness World Records Commercial

"Um oportuno lembrete de que nossas atitudes e ações são capazes de exercer forte influência sobre nossa felicidade"

Mark Williamson, diretor do movimento *Action for Happiness (Ação em Prol da Felicidade)*

Como Ser Feliz

Maneiras simples de desenvolver confiança e resiliência para se tornar um indivíduo mais feliz e saudável

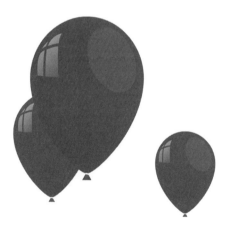

Liggy Webb

São Paulo, 2014
www.dvseditora.com.br

Como Ser Feliz

Maneiras simples de desenvolver confiança e resiliência para se tornar um indivíduo mais feliz e saudável

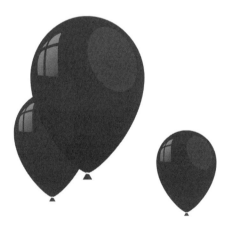

Liggy Webb

COMO SER FELIZ
Maneiras simples de desenvolver confiança e resiliência para se tornar uma pessoa mais feliz e saudável

DVS Editora 2014 - Todos os direitos para a língua portuguesa reservados pela editora.

HOW TO BE HAPPY
Simple ways to build your confidence and resilience to become a happier, healthier you

This edition first published in 2012
Copyright © 2012 Liggy Webb

All Rights Reserved. Authorised translation from the English language edition published by John Wiley & Sons Limited. Responsibility for the accuracy of the translation rests solely with DVS Editora and is not the responsibility of John Wiley & Sons Limited. No part of this book may be reproduced in any form without the written permission of the original copyright holder, John Wiley & Sons Limited.

Nenhuma parte deste livro poderá ser reproduzida, armazenada em sistema de recuperação, ou transmitida por qualquer meio, seja na forma eletrônica, mecânica, fotocopiada, gravada ou qualquer outra, sem a autorização por escrito do autor.

Tradução: Sieben Gruppe
Diagramação: Konsept Design e Projetos

```
          Dados Internacionais de Catalogação na Publicação (CIP)
                  (Câmara Brasileira do Livro, SP, Brasil)

          Webb, Liggy
             Como ser feliz : maneiras simples de
          desenvolver confiança e resiliência para se
          tornar uma pessoa mais feliz e saudável / Liggy
          Webb ; [traduzido por Sieben Gruppe]. --
          São Paulo : DVS Editora, 2014.

             Título original: How to be happy : simple ways
          to build your confidence and resilience to become
          to a happier, healthier you.
             ISBN 978-85-8289-074-5

             1. Autorrealização (Psicologia) 2. Felicidade
          I. Título.


 14-04219                                          CDD-158
```

                  Índices para catálogo sistemático:

          1. Felicidade : Autoestima e realização pessoal :
                Psicologia aplicada   158

Dedico este livro à minha mãe e ao meu pai, Robin e Ann.
Vocês são minha grande inspiração.

SUMÁRIO

Prefácio — XI
Agradecimentos — XV
Uma introdução à felicidade — XVII

1 A vida é o que você faz dela — **1**
2 Seja o melhor que puder — **15**
3 Prepare-se para a vida — **29**
4 Deixe o estresse de lado! — **45**
5 Lidando com mudanças — **61**
6 Capacidade de recuperação — **75**
7 Aprendizado contínuo — **91**
8 Relacionamentos positivos — **107**
9 Equilíbrio na vida — **121**
10 Apreciando a vida — **135**
11 Cultivando a generosidade — **149**
12 Fazendo a diferença — **161**

Recursos para a felicidade — 175

PREFÁCIO

Sou uma exploradora da felicidade. De fato, sinto-me cativada pelo conceito de felicidade.

E, depois de investir tanto tempo de minha vida pesquisando, escrevendo, apresentando o tema e discorrendo sobre esse tópico tão nebuloso, cheguei às seguintes conclusões:

- A felicidade não está "lá fora".

- A felicidade é uma jornada, não um destino fixo.

- A felicidade diz respeito à assunção de responsabilidade.

Permita-me explicar um pouco melhor.

Em primeiro lugar, gostaria de falar sobre as muitas atividades consumistas que se apresentam como as verdadeiras soluções na busca individual pela felicidade suprema. Com frequência, sugere-se que a compra de objetos ou ganhos materiais tornarão as pessoas felizes, o que reforça a crença de que a felicidade está em algum lugar "lá fora". Muitas pessoas perdem tempo valioso procurando nos lugares mais errados pela felicidade que sempre tiveram dentro de si mesmas. A capacidade de ser feliz está guardada dentro de cada pessoa; todos nós temos essa habilidade; e ela é absolutamente gratuita. Se você realmente o quiser, poderá, nesse exato momento, tomar a decisão de ser mais feliz.

Em segundo lugar, não acredito que o ser humano seja capaz de viver em um permanente estado de felicidade. Para que sintamos o verdadeiro entusiasmo pela vida – assim como toda a paixão e compaixão que ela representa – é fundamental que experimentemos todas as emoções que se entrelaçam no riquíssimo tecido que a compõe. A vida é uma jornada, e o mesmo se aplica à felicidade. Desse modo, é possível que ao longo do percurso tenhamos de enfrentar alguns percalços. Também é concebível que nos machuquemos e sintamos alguma dor durante o trajeto. Todavia, sem experimentar tais sensações é menos provável que compreendamos o real significado de felicidade, tampouco que a apreciemos.

Por fim, o ser humano precisa assumir certa responsabilidade por sua própria felicidade. Em geral, as pessoas preferem se colocar como vítimas e culpar os outros pelo modo como se sentem. Elas se afogam em verdadeiros "poços de autopiedade" e, ao disseminarem os germes de suas atitudes negativas, arrastam outros indivíduos para o buraco sem fundo em que se encontram.

Porém, a esperança de que outra pessoa surgirá em seu caminho e tornará sua vida mais feliz é totalmente irrealista. Aliás, uma consideração básica sobre felicidade é justamente a distância existente entre realidade e expectativa. Se você se mantiver em um constante estado de ansiedade quanto a futuros acontecimentos, estará sempre prestes a sentir-se desapontado. Se, para ser feliz, você se colocar em uma condição de dependência em relação aos outros, estará fadado a se revelar um indivíduo totalmente vulnerável. É fundamental, portanto, assumir responsabilidade por sua própria felicidade.

Cada pessoa é um ser único e, nesse sentido, o significado de felicidade para cada indivíduo é absolutamente específico. É preciso que você ouça sua voz interior e defina seus próprios objetivos, jamais permitindo que qualquer outra pessoa imponha sobre você sua versão singular de felicidade. Do contrário, é possível que você perca o controle daquilo o que realmente funciona em sua vida. Em outras palavras, você tem de ser seu próprio marionetista e se responsabilizar pelos fios que movimentam sua existência! A relação que você mantém consigo mesmo é muito importante – ser feliz com quem você é, com aquilo o que você faz e aquilo o que você tem não é apenas recomendável e aconselhável, mas, de acordo com minhas perspectivas, é simplesmente essencial.

A felicidade também implica em prática. Haverá momentos em que prevalecerão em sua vida os momentos de escuridão; tempos em que o conceito de felicidade parecerá tão longínquo quanto o planeta Marte. Porém, é justamente nessas horas que você precisará se lembrar do que realmente o faz feliz, e computar todas as bênçãos que já recebeu, uma a uma, repetidas vezes.

PREFÁCIO

Criar sua própria "caixa de ferramentas" para garantir sua felicidade pessoal certamente irá ajudá-lo a sentir-se mais forte e capacitado e, por conseguinte, no controle da situação. Isso também irá protegê-lo das inevitáveis invasões negativas da mídia e dos apocalípticos *goblins*[1] que porventura atravessarem seu caminho. Tudo isso lhe permitirá ser mais forte e mais resiliente, e a superar as dificuldades que surgirem de maneira mais célere.

Certamente já ocorreram situações em minha vida que me ensinaram a compreender a felicidade e a perceber o que funciona para mim no que diz respeito ao desenvolvimento dessa "caixa de ferramentas."

A experiência que acredito ter sido a mais relevante no meu caso está ligada a uma vida inteira lidando com surtos depressivos. O aprendizado decorrente de tal situação foi amplo e extremamente útil, e me estimulou a querer explorar ainda mais o modo como: 1º) a depressão pode ser administrada de maneira positiva e 2º) o estigma ainda associado à questão de saúde mental pode ser encarado e enfrentado. Tenho grande empatia por pessoas que embora jamais tenham experimentado a depressão, vivem ou trabalham ao lado de indivíduos que padecem desse mal. A própria natureza dessa doença insidiosa e aparentemente invisível exerce graves e profundas consequências em todos os envolvidos.

Outra fantástica oportunidade de aprendizagem tem sido o trabalho que realizo como consultora internacional junto à Organização das Nações Unidas (ONU) – viajando para participar de inúmeras missões de paz e atuar em vários postos de serviço espalhados por todo o mundo. Duas das experiências mais críticas foram as viagens que realizei ao Afeganistão e à Etiópia – sobre as quais discorrerei em mais detalhes no decorrer deste livro. Esses eventos certamente me proporcionaram uma visão mais ampla do mundo, assim como uma maior compreensão daquilo o que realmente torna pessoas diferentes mais felizes.

Isso com certeza desafia a abordagem ocidental da vida. Acredito piamente que se cada um de nós investisse nos cuidados com a própria alma a mesma quantidade de tempo que gasta no abastecimento de sua conta bancária, todos nos sentiríamos gratificados por perspectivas bem mais saudáveis e equilibradas. Valorizaríamos bem mais tudo o que fazermos agora e, de fato, obteríamos muito

---

1 – Criaturas geralmente verdes que fazem parte do folclore nórdico. Eles se assemelham aos duendes e passam a vida fazendo brincadeiras de mau gosto. (N.T.)

mais prazer a partir de tudo aquilo que já temos em nossas vidas, em vez de nos concentrarmos única e exclusivamente naquilo que não temos ou no que outras pessoas possuem.

Existe agora um número crescente de organizações e movimentos que lutam para abrir caminhos que ajudem as pessoas a se sentirem melhor sobre si mesmas e suas vidas. O objetivo dessas empresas é compreender a felicidade em um nível mais salutar.

Portanto, o objetivo dessa obra é ajudá-lo a sentir-se melhor sobre si mesmo e sua vida. Certamente não posso lhe dizer que depois de ler este livro você se tornará imediatamente mais feliz! Isso dependerá de você utilizar ou não as informações aqui contidas para criar seu próprio caminho de felicidade – afinal, a vida é aquilo o que você faz dela.

Esforcei-me para manter as mensagens simples e para desmistificar algumas das complexidades inerentes à vida moderna. Optei por iniciar cada capítulo com uma história divertida e envolvente, capaz de estimular um sorriso no rosto de cada leitor. Compartilhei não apenas experiências pessoais, mas também a sabedoria de outras pessoas, inúmeras dicas valiosas e vários conselhos úteis. Talvez você até já tenha algum conhecimento sobre a maior parte do conteúdo deste livro, mas lembre-se: **o que realmente conta não é o que você sabe, mas o que faz com tal conhecimento.**

Boa leitura!

Liggy Webb

AGRADECIMENTOS

Minha vida está repleta de indivíduos super especiais que se mostraram cruciais para o desenvolvimento deste projeto. De fato, há um pouquinho de cada um deles neste livro. Sinto-me particularmente grata às seguintes pessoas:

Sara Pankhurst, Andy Veitch, Lawrence Mcilhoney, Jacky Leonard, Melanie Lisney, Jacky Pearson, Charles Christie-Webb, Lois Grant, Gary Lazarus, Fran Sherrington, Paula Evans, Andrew Sherrington, Isobel Sherrington, Aubrey Stuart, Kate Tuck, Paul O'Neill, Colin Botherston, Peter Stone, Hamish Mcleod, Andrew Gissing, Piera Cescutti, Colin Gautrey, Simon Reichwald, Chris Deakin, Sarah-Elizabeth Hall, Penny Foley, Maeve Price, Mary Earle, Yvonne Baxter, Caroline Schofield, Lynne Martinez, Mark Griffiths, Jane Hooper, Stephen Pauley, David Apparicio, Jo Apparicio, Richard Denny, Ciaran Beary e Brian Chaplain.

Quero agradecer também a minha família, a todos que fazem parte do The Learning Architect e aos supertalentosos autores ainda não descobertos que fazem parte do The Montpellier Writers Group.

Gostaria ainda de agradecer a Jonathan Shipley, por me encontrar; a Grace O'Byrne, Viky Kinsman, Emily Bryczkowski, Megan Saker, Jenny Ng, Louise Campbell, Laura Cooksley e a todos da Capstone, que foram fundamentais para o lançamento desse livro.

Por fim, quero agradecer a Nicholas Anderson por compartilhar essa jornada comigo e torná-la absolutamente agradável.

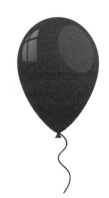

UMA INTRODUÇÃO À FELICIDADE

Certo dia, um homem um tanto meditativo e melancólico estava sentado sozinho em uma praia. Seus olhos estavam fixos na água, como se estivesse à procura de alguma coisa. De repente, ele sentiu um desejo avassalador de mergulhar no oceano e procurar por aquilo que parecia faltar em sua vida.

Porém, no exato momento em que se preparava para correr para dentro do mar ele ficou chocado ao perceber a presença de uma minúscula sereia recostada sobre uma rocha. Ela tinha praticamente o tamanho de sua mão e o observava com grande curiosidade.

Hipnotizado pela imagem, ele caminhou lentamente em direção à criatura e, conforme se aproximou, ela se voltou para ele e disse: "Eu o tenho observado por algum tempo. Você parece estar procurando por alguma coisa. Posso ajudá-lo?"

Então o homem respondeu: "Tenho tantas coisas em minha vida, mas sinto como se algo ainda estivesse faltando. Será que você poderia dá-lo a mim?"

A sereia respondeu-lhe alegremente: "Claro, possuo poderes mágicos ilimitados, portanto, posso lhe oferecer qualquer coisa que desejar."

Esperançoso, o homem encarou os olhos da criatura e disse: "Quero me sentir feliz!"

"Tudo bem," disse a pequena sereia, enquanto se apressava em tirar do homem tudo o que ele possuía em sua vida. Ela o livrou de todos os seus dons e de sua boa saúde, queimou sua casa, esvaziou sua conta bancária e transformou toda a sua família e todos os seus amigos em estátuas. Em seguida, ela se atirou no oceano e, muito alegre, seguiu seu caminho.

Um mês depois, o mesmo homem encontrava-se sentado na praia – desolado, solitário, faminto e lutando para se manter vivo – quando, de repente, a pequena sereia retornou ao local e devolveu-lhe tudo o que outrora ele possuíra.

Outros quinze dias se passaram até que a mesma criatura voltasse a nadar naquela região. Ela então deparou com o tal homem na praia, dessa vez fazendo um delicioso churrasco na companhia de todos os seus familiares e amigos.

Dessa vez ele parecia muito feliz e, conforme ela o observava, percebeu um sorriso de puro contentamento em seu rosto.

Parece que finalmente ele havia encontrado o que tanto procurava.

****

Essa história nos mostra a importância de apreciarmos o que já temos, e nos revela o quanto nossa busca constante por algo indefinido nos impede de amar e até mesmo de desfrutar aquilo que possuímos.

Há muitas coisas na vida que influenciam nossa felicidade. Nos últimos anos têm ocorrido desenvolvimentos substanciais na **ciência do bem-estar**. Estes nos trazem novas evidências sobre os fatores que afetam a felicidade e como ela pode ser realmente mensurada. Hoje temos a oportunidade de usar tais evidências para fazermos escolhas mais corretas sobre o modo como vivemos, tanto em casa quanto no trabalho.

A saúde é uma consideração importante. Em 1948, a Organização Mundial da Saúde (OMS) definiu a palavra **"saúde"** como **"bem-estar físico, mental e social, e não meramente como a inexistência de doença ou enfermidade."**

Por essa perspectiva, temos a oportunidade de abraçar todos esses elementos, cultivá-los e entrelaçá-los no rico tecido que forma nossas vidas.

MAS, AFINAL, O QUE É FELICIDADE?

Na verdade, nos dias de hoje a felicidade se transformou em notícia de primeira página. Recentemente, dois economistas agraciados com o prêmio Nobel, Joseph Stiglitz e Amartya Sen, convidaram os líderes mundiais para se afastarem das avaliações meramente econômicas e a adotarem uma visão bem mais ampla que incluísse o bem-estar individual e sua sustentabilidade.

Governos desprovidos de recursos financeiros estão investigando o conceito de **"bem-estar emocional"** (BEE[2]). A ideia é de que o aprimoramento do BEE de cada nação representaria um ativo valioso, com um sólido retorno sobre os investimentos. De fato, há fortes evidências de que povos mais felizes contribuem mais para a sociedade e, ao mesmo tempo, exigem menos em contrapartida.

Para a maioria de nós, a felicidade é aquilo que sentimos quando nossa vida está boa e confortável. Ela engloba uma série de sentimentos, que vão desde o simples contentamento a uma profunda alegria, e até mesmo à excitação. Isso, é claro, depende do quanto nossa "paleta" de emoções é capaz de se estender, tanto positiva quanto negativamente. O fato é que todos nós somos capazes de reconhecer a felicidade quando a percebemos – e gostamos disso. Trata-se do ingrediente máximo e conclusivo do "sentir-se bem".

Desde a mais tenra idade, somos ensinados a buscar a felicidade. Enquanto crianças, nosso conceito de felicidade é bem simples, mas, conforme os anos passam, a definição se amplia bastante. Passamos a acreditar que se formos bem-sucedidos em alguma coisa, seja em nossa carreira ou em algum relacionamento, seremos felizes. Algumas pessoas buscam a felicidade por meio da religião ou de algum líder espiritual e, ao que parece, cada indivíduo possui sua própria compreensão daquilo que o faz feliz. A busca pela felicidade geralmente se torna o foco principal de nossa existência. Se alguém nos pergunta o que desejamos na vida, seja para nós mesmos ou para as pessoas a quem amamos, a resposta mais provável é **"felicidade"**.

"O que constitui a felicidade" ou, talvez de modo mais pertinente, "onde a felicidade está", são perguntas que têm confundido ate mesmo grandes pensadores.

O filósofo Aristóteles, por exemplo, acreditava que a felicidade era, ao mesmo tempo, o significado e o propósito da vida, ou seja, o objetivo e o objeto da existência humana. Ele considerava que o ser humano escolhia a felicidade por si própria, e não por causa de qualquer outra coisa a ela associada. A felicidade era, portanto, o objetivo final para o qual todas as ações morais estavam direcionadas. Ela representava necessariamente um bem ou conjunto de bens que, em si mesmo(s), faziam com que a vida valesse a pena ser vivida.

---

2 – A sigla em inglês é EWB, de *emotional well-being*. (N.T.)

A CIÊNCIA POR TRÁS DA FELICIDADE

Muitas pessoas buscam a felicidade adquirindo bens materiais. Estudos científicos, entretanto, apoiam o velho ditado que diz: **"Dinheiro não compra felicidade."**

O psicólogo de origem américo-israelense Tal Ben-Shahar, definiu o conceito de felicidade como: "A experiência global de significado e prazer". Ele a descreveu como moeda suprema; o objetivo final para o qual todas as demais metas estão direcionadas; o indicador pelo qual cada um de nós avalia sua própria vida.

Já o psicólogo norte-americano Martin Seligman, diretor do Positive Psychology Center da Universidade da Pensilvânia, e criador da **psicologia positiva** (ramo da psicologia que se concentra no estudo empírico de elementos como emoções positivas, personalidade baseada em pontos fortes e instituições saudáveis), estabeleceu a fórmula para felicidade da seguinte maneira:

$$H = S + C + V$$

Onde:

H (*happiness*) = Nível constante de felicidade

S (*set range*) = Limites preestabelecidos pelo DNA e a criação da pessoa

C (*circumstances*) = Circunstâncias da vida

V (*voluntary*) = Atividades voluntárias que podem ser controladas

A variável "S" – uma combinação entre a disposição genética e os elementos socioculturais presentes na criação do indivíduo – infelizmente encontra-se fora do controle do ser humano. A variável "C" – que, como mencionado, representa as circunstâncias da vida de uma pessoa – também pode se revelar difícil de ser alterada. Já a variável "V" é aquela que lhe permite ter um total controle e a oportunidade de promover a mudanças para si. As atividades nas quais você se envolve e o modo como escolhe pensar sobre a vida lhe garantem a possibilidade de alcançar maior felicidade. Essencialmente, a psicologia positiva diz respeito a tudo aquilo que faz com que a vida valha a pena ser vivida.

Outros psicólogos também sugerem que a felicidade não seja vista como um destino, mas como um processo. Neste sentido, em vez de observar a vida como um período caracterizado necessariamente por lutas e dificuldades constantes, em que a felicidade somente será encontrada na aposentadoria – ou até depois disso –, seria possível para o ser humano buscar sua felicidade todos os dias de sua vida.

Tal Ben-Shahar sugere que, em vez de questionar a si mesmo se está ou não se sentindo feliz, a pergunta mais adequada seria: "Como eu posso me tornar mais feliz?" Isso nos leva a imaginar que sempre existe a possibilidade de se alcançar sentimentos ainda mais positivos, ao mesmo tempo em que nos estimula a buscar continuamente um senso de bem-estar para conseguir atrair tudo de bom que a vida tem a nos oferecer.

FELICIDADE SALUTAR

Aprecio bastante a palavra "salutar", em especial quando ela está associada ao termo "felicidade". Ela nos permite uma abordagem mais equilibrada e sustentável do conceito, deixando de lado a visão puramente hedonista que a sociedade moderna parece não apenas defender, mas também encorajar e até celebrar.

De fato, a consideração do trabalho conjunto e harmônico entre mente, corpo e alma parece uma abordagem bastante sensata, principalmente diante da frequente utilização nos negócios da expressão **"equilíbrio entre vida pessoal e trabalho"**, como uma espécie de solução para a visível proliferação das doenças relacionadas ao estresse – que, aliás, exercem um impacto extremamente negativo sobre a economia.

Assim como a compreensão de nossos valores fundamentais, o equilíbrio também é a chave.

Há pouco tempo, enquanto trabalhava junto à ONU no Afeganistão, tive a oportunidade de explorar os conceitos de **"felicidade salutar"** e **"valores fundamentais"**.

Na ocasião, senti-me especialmente curiosa e até mesmo estimulada a visitar a capital do país, Cabul – embora deva dizer que as notícias veiculadas pela TV e as histórias divulgadas pelo rádio tivessem me deixado um pouco abalada em relação à situação no local. Todavia, a despeito de toda a tensão latente, da óbvia pobreza que assolava a região, das armas, dos policiais e da sujeira por todos os cantos, o que encontrei na cidade foi a beleza nua e crua não apenas da região, mas, acima de tudo, das pessoas que ali viviam.

Lembro-me especialmente de um diálogo que mantive com um dos agentes que compunha meu grupo de trabalho – uma conversa que, aliás, se revelaria inesquecível em minha vida. Ele era um mulá (*mawlā*) – um muçulmano bem educado em teologia islâmica e grande conhecedor das leis sagradas – e já trabalhava junto às Nações Unidas há algum tempo, no Escritório Sobre Drogas e Crime (UNODC[3]). Na época, compartilhei com ele algumas de minhas pesquisas e nós então discutimos amplamente os conceitos de felicidade e valorização da vida.

Como você pode imaginar, a situação e as circunstâncias no Afeganistão são incrivelmente desafiadoras e, a partir da perspectiva de uma ocidental, pode ser bastante difícil compreender com o que exatamente as pessoas poderiam se sentir gratas ou felizes naquele local.

Entretanto, conforme dividi com o mulá minha visão até certo ponto bastante limitada de felicidade, senti-me imediatamente desafiada por seu olhar gentil e tranquilo. Ele disse: "Sentir-se feliz não é assim tão complicado. Particularmente, aprendi a valorizar o fato de que se você tiver algo que ama em sua vida, algo a fazer que lhe sirva como propósito, alguma coisa em que possa crer e pelo qual possa lutar e esperar, então sempre haverá uma razão para sentir-se feliz e grato."

COMO SER MAIS FELIZ

Os desafios que se apresentam diante de nós na vida moderna – tais como encontrar um **propósito de vida**, definir a nós mesmos enquanto indivíduos e administrar o estresse – são muitos e bastante complexos. De fato, enfrentamos diariamente uma enorme pressão para que provemos nossa capacidade; prevalecem também inúmeros modelos de vida absolutamente irrealistas que somos encorajados a imitar. O ritmo diário é avassalador, e não temos tempo para fazer aquilo o que

---
3 – Sigla em inglês para United Nations Office on Drugs and Crime. (N.T.)

de fato desejamos. Os pais, por exemplo, não dispõem de tempo de qualidade para compartilhar com seus filhos. As pessoas se sentem isoladas e negligenciadas, e parecem brincar o tempo todo de pega-pega. Nesse sentido, nossa habilidade de pensar, assim como nosso relacionamento com outras pessoas, e até mesmo com nós mesmos, estão em risco.

Todo ser humano tem o direito a sentir-se deprimido de vez em quando, mas, se realmente quisermos alcançar o melhor de nossas vidas, precisamos desenvolver um conjunto de habilidades que nos permita ser mais felizes. Não precisamos aceitar o **mediano**, o **medíocre** e o **ordinário** quando a qualidade de nossa existência pode ser tão mais completa e significativa.

Ao longo dos próximos doze capítulos, descreverei alguns dos componentes-chave que irão ajudá-lo a tornar-se uma pessoa mais feliz.

Assumir responsabilidade pessoal e oferecer o melhor de si tanto em termos de atitude quanto de saúde, são ações que servirão para construir uma base sólida e positiva. As habilidades de lidar bem com o estresse, de administrar mudanças e superar rapidamente condições adversas, desenvolverão sua resiliência pessoal e sua força emocional.

Estar aberto a aprender coisas novas, a encorajar e sustentar relações positivas e a estabelecer um equilíbrio entre a vida pessoal e o trabalho são atitudes que o ajudarão a florescer como ser humano. Desenvolver uma atitude de gratidão também o ajudará a valorizar ainda mais sua vida. Aprender a ser mais generoso e compassivo, e saber que você é capaz de fazer a diferença, são conhecimentos que irão inspirá-lo a viver uma vida mais significativa.

A felicidade é contagiosa, portanto, se realmente trabalharmos no sentido de nos tornarmos mais felizes, nos colocaremos em uma posição bem mais confortável para ajudar outros indivíduos a também se transformarem em pessoas mais felizes.

"A felicidade não reside nas posses nem no ouro. O sentimento de felicidade habita a alma do ser humano."

Demócrito

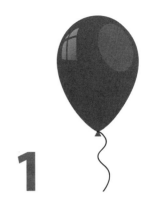

1
A VIDA É O QUE VOCÊ FAZ DELA

"Não existe nada bom nem mau; é o pensamento que o faz parecer assim."

William Shakespeare

Certa vez, um garotinho chamado Andy foi solicitado a participar com seus colegas de classe de uma audição para um papel em uma peça de teatro da escola. Sua mãe sabia o quanto significava para o filho atuar naquela peça, e temia como ele reagiria caso não fosse o escolhido.

No dia em que os papeis foram distribuídos, a mãe do menino, bastante ansiosa para descobrir o que havia acontecido, foi pessoalmente apanhá-lo na escola.

Ao ver a mãe, Andy correu em direção a ela com os olhos brilhando de orgulho e excitação, e gritou: "Adivinhe, mamãe!" Então, com palavras que poderiam nos ensinar a todos uma belíssima lição, ele disse: "Fui escolhido para aplaudir e gritar na plateia."

****

Lembro-me de quando tinha cerca de dez anos de idade e possuía um pequeno diário cor-de-rosa, para colecionar depoimentos de colegas e amigos. Um dia pedi a uma amiga de minha irmã que escrevesse nele algumas palavras. Ela escreveu o seguinte: "A vida é o que **você** faz dela!" Aquelas palavras calaram fundo em minha mente e, desde então, tornaram-se uma espécie de mantra pessoal que se repetiria mesmo durante os momentos mais difíceis e dolorosos de minha vida.

Ter consciência e realmente compreender que estamos mais no controle de nossas vidas do que às vezes acreditamos não é apenas tranquilizador, mas também fortalecedor. O modo como pensamos determina a maneira como nos sentimos, e funciona como uma espécie de botão para controlar o volume de felicidade que escolhemos experimentar. Essencialmente, a qualidade de nossos pensamentos determina a qualidade de nossas vidas.

Sua perspectiva representa sua própria realidade, e vice-versa. Podemos fazer uma escolha consciente sobre como desejamos interpretar cada situação da vida. Trata-se da velha abordagem do copo **"meio cheio"** ou **"meio vazio"**, e nos remete ao garotinho da história, que se mostra absolutamente entusiasmado e até celebra a oportunidade de bater palmas e gritar na plateia.

O PODER DO PENSAMENTO POSITIVO

Com base em experiências pessoais, tenho plena convicção de que a firme crença no **poder do pensamento positivo** já me salvou de várias situações potencialmente perigosas e até desastrosas.

Todavia, pensar de maneira positiva não significa enfiar a cabeça na areia, tampouco agir de modo irrealista. Ao desenvolvermos uma atitude positiva ainda é preciso que reconheçamos todos os aspectos negativos de qualquer situação. A diferença é que, nesses momentos, optaremos por focar nas possibilidades e oportunidades disponíveis. Esse tipo de abordagem evita que fiquemos presos em um paralisante círculo de sentimentos ruins, e, ao mesmo tempo, nos permite: 1º) seguir adiante de maneira mais rápida; 2º) agir no sentido de solucionar os problemas existentes e 3º) abraçar os desafios que, inevitavelmente, teremos pela frente.

Pressões e doenças relacionadas ao estresse são, cada vez mais, características da vida moderna. Somos todos seres humanos e, sendo assim, estamos todos designados a experimentar toda uma gama de emoções. O medo e a ansiedade pode se apoderar de cada um de nós. Em longo prazo, o pré-requisito para nosso completo bem-estar é justamente o modo como administramos tais desafios.

Os textos e ensinamentos propostos por alguns grandes filósofos ao longo dos últimos 2000 anos se revelaram bastante significativos. Eles incluem desde a máxima de Epíteto, que disse: "O que me preocupa não é o modo como as coisas são, mas a maneira como as pessoas pensam que elas são," até minha citação favorita de Shakespeare: "Não existe nada bom nem mau; é o pensamento que o faz parecer assim."

Esse ponto de vista se estende por séculos e abrange desde o autor e palestrante norte-americano Norman Vincent Peale, com sua ênfase no poder do pensamento positivo, até o filósofo também norte-americano Albert Ellis, criador da Terapia Racional-Emotiva e Comportamental (TREC[1]), que, por sua vez, levou à formulação da Terapia Cognitiva Comportamental (TCC[2]) – algo com o qual talvez você já tenha se deparado e que valorizo bastante.

---

1 – Do inglês, Rational Emotive Behavioural Therapy (REBT). (N.T.)
2 – Do inglês, Cognitive Behavioural Therapy (CBT). (N.T.)

Agora, com tantas pessoas se apressando em consultar especialistas e obter prescrições médicas para as **"pílulas da felicidade"**, a TCC pode se revelar uma alternativa bastante interessante.

O termo **"cognitivo"** é usado para descrever **"pensamento"**, enquanto a palavra **"comportamental"** enfatiza que as mudanças não se referem apenas ao modo como pensamos, mas àquilo que fazemos a partir de nossos pensamentos.

Um dos primeiros psicólogos de nossa era, Martin Seligman, depois de se tornar proeminente ao pesquisar a **depressão**, começou a observar fatores que contribuíam para a saúde emocional positiva. Seligman e seus colegas identificaram 24 fatores-chave associados com indivíduos que reportaram elevados níveis de satisfação na vida. As pesquisas mais recentes sugerem que, desses 24 fatores, cinco são particularmente importantes: o **otimismo**, o **gosto pela vida**, a **curiosidade**, a **habilidade de amar** e ser **amado**, e a **gratidão**.

Sendo assim, é óbvio que ser otimista e acreditar em resultados positivos já representam dois passos importantes na direção correta.

"O fato de você ser otimista ou pessimista talvez não afete o resultado final, mas o otimista certamente terá momentos melhores na vida!"

James Borg, autor de *Mind Power*[3]

O QUE É ATITUDE MENTAL POSITIVA?

A expressão **atitude mental positiva** (AMP) praticamente já se tornou um clichê. Muitos livros sobre sucesso e/ou autodesenvolvimento das pessoas concentram-se, desde o início, no estabelecimento de um foco claro: o cultivo de energia, entusiasmo e otimismo, em todas as áreas da vida do ser humano – o que, aliás, em minha opinião particular, está absolutamente correto.

Sabe-se agora que o positivismo e o otimismo representam a causa raiz de vários benefícios da vida. A **psiconeuroimunologia**, uma ciência relativamente nova, observa o modo como a mente é capaz de influenciar o sistema imunológico. A

---
3 – Ainda não lançado no Brasil. Em tradução livre, *O Poder da Mente*. (N.T.)

teoria é simples: ao cultivar uma atitude positiva em relação à vida, o ser humano viverá mais, será mais saudável e mais feliz. Além disso, é mais provável que ele seja mais bem-sucedido, que mantenha relacionamentos melhores e exerça uma influência mais benéfica sobre todos ao seu redor.

REFLITA SOBRE OS SEUS PENSAMENTOS

Identificar e analisar seus próprios pensamentos, e, desse modo, compreender suas crenças pessoais, são atitudes-chave para se conseguir lidar com a vida de maneira positiva.

Você sabia que, em média, temos cerca de 50 mil pensamentos por dia e que a qualidade deles é responsável por determinar como nos sentimos e nos comportamos? Veja a seguir um poema que escrevi e sobre o qual você também poderá refletir:

Ontem eu pensei em algo.

Esse pensamento se tornou uma emoção.

Essa emoção se transformou em palavras, que, por sua vez, provocaram ações.

Essas ações tornaram-se hábitos. Meus hábitos formam o meu caráter.

Meu caráter define meu destino.

Hoje, portanto,

Refletirei um pouco mais sobre meus pensamentos.

VOCÊ E SUAS EMOÇÕES

Um dos indicadores básicos de positividade ou negatividade é o tipo e a abrangência das emoções experimentadas por uma pessoa. As emoções exercem um impacto muito forte sobre o modo como agimos e reagimos. Um conceito fascinante sobre o qual vale a pena ler – e cujo estudo poderá ajudá-lo a se tornar mais consciente em termos emocionais – é o de **inteligência emocional**. A premissa essencial da inteligência emocional é de que o ser humano, para se tornar mais bem-sucedido, tanto em termos interpessoais quanto intrapessoais, precisa ter consciência, controle e saiba administrar suas próprias emoções. Desse modo, ele será capaz não apenas de reconhecer as emoções de todos aqueles que o rodeiam, mas também de compreendê-las.

Também é importante estar consciente de que os pensamentos são alimentados por emoções.

Imagine, por exemplo, que você esteja oferecendo um jantar para todas as suas emoções. Famintas e ávidas por receber alimento, todas se acomodam ao redor da mesa – o medo, a raiva, o ciúme, a felicidade, o otimismo, a alegria e uma variedade de outros sentimentos, dos mais positivos aos mais execráveis. Você é o anfitrião, portanto, caberá a você decidir que emoção irá alimentar.

Do mesmo modo, ao escolher aquilo em que irá pensar você poderá privar as emoções ruins de qualquer alimento enquanto nutre e cuida do bem-estar de todas aquelas que lhe são positivas. De fato, você é o nutricionista de sua própria alma, o que é absolutamente fantástico.

Também é importante lembrar que, na base de seus pensamentos e de suas emoções, encontram-se sedimentados seus **valores** e suas **crenças** – ideias e conceitos arraigados oriundos de todas as suas experiências de vida. Eles representam suas atitudes e dão cor e forma às suas percepções do mundo. Todavia, enquanto os pensamentos são relativos, as crenças tendem a se revelar completamente verdadeiras, inegáveis e indiscutíveis.

Convicções negativas são capazes de solapar sua alegria na vida, portanto, é fundamental encará-las de frente e tentar substituí-las por alternativas positivas.

Manter-se consciente em relação aos seus pensamentos, seus sentimentos e suas crenças pode se mostrar um exercício bastante útil. Por sua vez, a habilidade de desafiar os próprios pensamentos pode se revelar um passo positivo no sentido de nos ajudar a identificar comportamentos negativos e, assim, descobrir soluções positivas para eventuais problemas, além de novas oportunidades.

Fiquei bastante satisfeito ao descobrir que uma nova palavra havia sido introduzida em nosso vocabulário: **"probortunidade"**[4] Esse vocábulo combina as palavras "problema" e "oportunidade" para descrever algo que desejamos alterar e aprimorar. Ao deparar com qualquer problema em casa ou no ambiente de trabalho, tente substituir a palavra problema por oportunidade e, em vez de se concentrar nos aspectos negativos da situação, busque ativamente por todas as soluções e possibilidades. Torne-se um **"possibilitário"**!

COMPREENDENDO HÁBITOS

Também é importante estar ciente de que cerca de 90% daquilo que pensamos e fazemos é habitual, o que significa que muitas de nossas ações rotineiras são coisas que simplesmente realizamos de modo automático, sem necessariamente refletirmos sobre elas em um nível consciente. Para alterar qualquer comportamento pessoal precisamos direcionar nossos pensamentos e redefinir nossos hábitos. Isso pode demandar bastante esforço e, às vezes, acabaremos tropeçando diante do primeiro obstáculo e até mesmo desistindo. Afinal, em um mundo estimulado por gratificações instantâneas talvez seja mais fácil buscar soluções mais imediatas. Em minha ótica, quando realmente consideramos que algo vale a pena, mantemo-nos focados em obtê-lo e o alcançamos por mérito próprio, a recompensa acaba se revelando bem mais prazerosa. O pensamento e o monólogo interior positivos são hábitos que qualquer pessoa pode adotar com alguma prática, independentemente de sua origem, nível educacional ou experiência.

O cérebro humano é uma máquina maravilhosa. Ele consiste de bilhões de neurônios com inúmeros prolongamentos. Esse entrelaçado de fibras nervosas e junções permite que um impulso nervoso viaje por diversos rotas, conhecidas como vias neurais. Quando o ser humano aprende algo novo, o cérebro realiza conexões que criam novas vias de atividade. Estabelecer vias neurais é algo bastante simples. Se um comportamento recém-aprendido é repetido um número de vezes suficiente, ele se torna parte da programação do subconsciente e, portanto, automático. Neste sentido, já não precisamos pensar sobre ele. De maneira simplificada, ele se transforma em um hábito.

---

4 – O termo original em inglês é *probortunity*, a junção de *problem* e *opportunity*. (N.T.)

Alguma vez você chegou a sua casa ou ao seu trabalho sem se lembrar de como realmente se locomoveu até lá? Quando iniciou sua jornada, você certamente pensou nos primeiros passos do caminho já familiar, mas em algum ponto da trajetória seu cérebro se voltou para questões mais interessantes e, quando se deu conta, você já havia chegado ao seu destino. Essa é a **essência do hábito**: uma vez que tenha iniciado uma série de ações já familiares, você para de pensar sobre elas e torna-se apto a completá-las sem pensamento consciente ou atenção.

Outra boa analogia é a memória cache de um computador. A máquina registra ações comumente realizadas em um local onde seja possível acessá-las e processá-las de maneira mais rápida. O cérebro humano faz exatamente o mesmo. Todavia, isso pode funcionar tanto positiva quanto negativamente: ao mesmo tempo em que essa prática é capaz de livrar nossas mentes de tarefas repetidas e entediantes, também pode fazer com que se torne difícil interromper uma ação após iniciada.

O que separa as pessoas positivas das negativas é o fato de que as primeiras ostentam hábitos e comportamentos que as levam ao sucesso, enquanto as últimas insistem em atitudes que favorecem o fracasso. Lembre-se: você controla seus hábitos, não o contrário. Sua vida é a culminância de todos os comportamentos diários que você estabelece para si mesmo.

A situação em que você se encontra atualmente é o resultado dos comportamentos que você mesmo adotou em seu passado.

É importante identificar quais hábitos em sua vida levam a consequências negativas e quais deles levam a recompensas positivas. Em geral, a dificuldade nessa avaliação está associada à necessidade de gratificação instantânea. Com frequência, a mudança de hábitos não redundará em efeitos imediatos. Aliás, é justamente por essa razão que as pessoas sofrem tanto com dietas ou simplesmente não conseguem parar de beber, de fumar ou de gastar dinheiro – para elas é impossível controlar a sensação de gratificação instantânea proporcionada por esses vícios.

Especialistas em hipnose e Programação Neurolinguística (PNL – a arte e a ciência da excelência humana) acreditam que um período entre 21 a 28 dias seja necessário para que um novo hábito ou comportamento seja estabelecido. Em contrapartida, o tempo necessário para o abandono de um hábito antigo ainda é inconclusivo, pois depende inteiramente não apenas do indivíduo que o pratica, mas de sua duração.

Pense no comportamento humano como uma árvore. Se ela for jovem, possuirá raízes curtas que poderão ser facilmente arrancadas do solo. Porém, o comportamento repetido ao longo de vários anos funciona como uma árvore adulta. Neste caso as raízes são longas, profundas e bastante arraigadas.

Os seres humanos tendem a agir no sentido de **aproximar-se do prazer** ou **afastar-se da dor**. Tendo isso em mente, procure analisar seus maus hábitos e pesquisar cuidadosamente os fatores subjacentes que os provocam. Por que você come tanto? Por que bebe em demasia? Por que razão se mostra tão negativo (a)? Por trás de cada um de seus hábitos e comportamentos negativos existe uma razão específica. Sendo assim, tentar alterá-los sem solucionar a causa raiz de seu problema somente o (a) levará a um retrocesso.

Como em qualquer comportamento recém-aprendido, é bem possível que você experimente alguma resistência interna ao longo da primeira semana ou até mesmo durante um período um pouco mais extenso. Isso é natural e o processo não será fácil.

Por essa razão é preciso que você se prepare mentalmente para o desafio que terá de encarar. Depois de sobreviver pela primeira semana, você perceberá que seu novo hábito ou comportamento se tornará cada vez mais fácil e logo sequer terá de pensar ao realizá-lo.

O estresse é a razão primária para as pessoas retomarem antigos padrões comportamentais. É fundamental, portanto, que o indivíduo se mantenha cauteloso em relação ao estresse que estiver enfrentando em sua vida e que saiba que altos níveis de esgotamento físico e emocional poderão afastá-lo de novos hábitos e redirecioná-lo aos velhos padrões do passado.

SUSTENTANDO UMA ATITUDE POSITIVA

Criar e manter uma atitude positiva são os investimentos mais eficientes e de baixo custo que uma pessoa pode fazer para aprimorar sua vida. Como já explicado anteriormente, o ato de pensar de maneira positiva é um hábito que deve ser aprendido por meio da repetição e de um esforço consciente por parte do indivíduo.

Afirmações positivas com o intuito de condicionar a mente podem se revelar bastante úteis. Tente repetir para si mesmo frases como: "Sou uma pessoa otimista, esperançosa e que pensa de maneira positiva. Aceito que coisas ruins possam acontecer em minha vida, mas prefiro buscar e esperar por oportunidades e resultados positivos em cada situação."

A pergunta que faço a mim mesma toda vez que deparo com um problema em potencial é: **"Qual é a probortunidade da situação?"**. O fato de você tentar observar a escuridão através da luz ou a claridade através das sombras poderá fazer toda a diferença do mundo.

Vale ressaltar que uma atitude positiva não depende da composição genética do ser humano. Portanto, mesmo que você esteja predisposto (a) a pensamentos negativos, será capaz de transformá-los em expectativas positivas.

Isso depende inteiramente do indivíduo e do modo como ele optar por pensar.

EVITE SER INFECTADO PELO "VÍRUS" DA ATITUDE NEGATIVA

Tive muita sorte em encontrar e trabalhar ao lado de pessoas bastante bem-sucedidas e inspiradoras. De fato, o que torna esses indivíduos diferenciados e especiais é sua habilidade de transformar pensamentos potencialmente negativos em positivos. Eles também se mostram muito conscientes de suas atitudes e do modo como elas são capazes de afetar os que estão ao seu redor. Essas pessoas assumem total responsabilidade por seus VANs (Vírus da Atitude Negativa!)[5]

Permita-me fazer-lhe uma pergunta. Se você tivesse um forte resfriado ou uma gripe, você se dirigiria a outra pessoa e espirraria ou tossiria diretamente no rosto dela? Espero sinceramente que não.

Outra pergunta: alguma vez você já enfrentou um daqueles dias ruins em que alguém ou alguma coisa o perturbou a ponto de você precisar desabafar com alguém? Tenho certeza de que isso já aconteceu com todo mundo em algum momento da vida.

---

5 – No original o autor usa a sigla NAGs (Negative Attitude Germs). Trecho adaptado para o leitor brasileiro. (N.T.)

A VIDA É O QUE VOCÊ FAZ DELA

Devo avisar-lhe que, em situações como essa, tudo o que você está fazendo é disseminar seus VANs.

Talvez você já tenha percebido que toda vez que está ao lado de alguém que sofre com um problema físico ou emocional, você também se sente mal. Tal situação é comumente descrita como **"captura de emoções"**. Pesquisadores observaram esse tipo de ocorrência, em tempo real no cérebro, utilizando um equipamento de tomografia por ressonância magnética. Ao acionarem o equipamento, ele mostrou que o cérebro do indivíduo A refletia atividade na mesma área do cérebro do indivíduo B.

O termo científico para essa condição é **"espelhamento neural"**. Isso ilustra de maneira gráfica o grande perigo enfrentado por pessoas que desejam ser positivas e otimistas ao se aproximarem fisicamente de indivíduos negativos e pessimistas – os VANs disseminados podem infectar a todos no ambiente.

SEJA UM "AQUECEDOR"

Algumas pessoas que encontramos agem como **drenos**: são seres negativos e apáticos; verdadeiros *goblins* do apocalipse. Quando entramos em contato com esses indivíduos, eles sugam toda nossa energia. Eles gostam de compartilhar seus problemas e preferem bancar as vítimas, adotando uma mentalidade de "pobre de mim". São pessoas que ao serem perguntadas sobre como estão se sentindo sempre responderão com as pálpebras e os ombros caídos: "Bem, na verdade não estou nada bem." Em seguida elas lhe contarão tintim por tintim todos os seus problemas e discorrerão sobre todos os seus medos. É bem possível que você conheça indivíduos assim. Talvez seja um comportamento em que você mesmo se enquadre? Talvez todos nos incorramos nesse tipo de atitude de vez em quando, mas será que ela nos presta algum benefício?

Outras pessoas, entretanto, funcionam como **aquecedores**, emanando continuamente **calor** e **vitalidade**. Ao lado delas, sentimo-nos positivamente energizados. Elas parecem sempre iluminadas e radiantes, olham diretamente nos olhos de seus interlocutores e, ao serem indagadas sobre como estão se sentindo, sorriem e dizem algo positivo.

É inacreditável como alguns indivíduos se esforçam para ser negativos. Às vezes fico imaginando se em algumas ocasiões essas pessoas já acordam com a intenção de sugar os radiadores alheios. Acredito realmente que você conheça gente desse tipo. De fato, como mencionado anteriormente, talvez você mesmo o faça. Então, caso isso se aplique, sugiro que da próxima vez que você se flagrar agindo dessa maneira, pare e pergunte a si mesmo como irá se beneficiar ao adotar esse tipo de atitude mental.

ASSUMA RESPONSABILIDADE POR SUAS AÇÕES

O antídoto para a negatividade é a aceitação de toda a **responsabilidade** por qualquer situação em que você se encontre. Na verdade, o simples fato de assumir responsabilidade provoca um curto-circuito e interrompe qualquer tipo de emoção negativa que possa ser desencadeada. Ao abraçar a responsabilidade por suas ações você alcançará inúmeros benefícios. Os vários sucessos proporcionados por tal atitude atuam como uma espécie de alicerce para a fundamentação do respeito próprio, da satisfação pessoal e da autoconfiança. A assunção de responsabilidade pelas próprias ações promove ainda capacidade pessoal e força. Ao cumprir com nossas próprias promessas e obrigações, ganhamos também a confiança dos outros. Uma vez que passarmos a ser vistos como indivíduos confiáveis, as pessoas se mostrarão mais dispostas a trabalhar ao nosso lado em prol de ganhos mútuos. Em suma, a atitude de oferecer desculpas para nossos problemas poderá frear nosso progresso individual, enquanto a aceitação de responsabilidades nos permitirá alcançar o sucesso.

É fácil culpar outras pessoas ou até mesmo as circunstâncias por tudo o que já ocorreu, acontece e/ou ainda acontecerá em nossas vidas. Até certo ponto, isso nos faz sentir menos responsáveis pelos infortúnios que enfrentamos. Todavia, é preciso compreender que esse tipo de atitude não nos auxilia em nada, pois não apenas nos tornamos reféns das circunstâncias vigentes como também permitimos que tudo e todos ao nosso redor determinem como será a nossa vida.

Com frequência o ambiente de trabalho gera o que chamamos de **"cultura da culpa"**, na qual todos os funcionários buscam por alguém em quem possam colocar a responsabilidade quando as coisas não caminham bem. Assumir responsabilidade pessoal é um desafio para alguns indivíduos. Talvez isso revele medo de admitir os próprios erros, o que poderia ser percebido pelos outros como um

A VIDA É O QUE VOCÊ FAZ DELA

fracasso. Porém, cometer erros é uma característica do ser humano – é simplesmente impossível fazer tudo certo o tempo todo. Para aumentar sua taxa de sucesso é preciso que você esteja disposto a aceitar o fato de que cometerá alguns equívocos ao longo de sua trajetória: a questão é aprender positivamente a partir dos erros cometidos. Posso assegurar que algumas das experiências mais positivas que enfrentei em minha vida, tanto em termos de aprendizagem como de construção de caráter, ocorreram por conta de grandes erros cometidos. Como disse certa vez o romancista irlandês James Joyce, e de maneira bastante eloquente: **"Os erros são os portais da descoberta."**

Levantar as mãos para o céu e dizer: **"Sim, eu reconheço que cometi um erro"** ou **"Sou responsável pelo ocorrido e é isso o que pretendo fazer para resolver a questão"** são atitudes bastante libertadoras. **Tente!**

Por exemplo, admitir que fez algo errado e então se desculpar dizendo **"sinto muito"** são atitudes que podem aliviar grande parte da tensão em um relacionamento. O ato de admitir os próprios erros pode se mostrar bastante prazeroso no final das contas. Sinto enorme respeito por indivíduos corajosos o suficiente para reconhecer quando agem de maneira equivocada e têm a humildade de admitir, encarar, aceitar o fato e, finalmente, seguir em frente. O fato de admitirmos quando erramos não nos torna inferiores enquanto seres humanos.

> *"Ninguém pode fazer com que você se sinta inferior sem o seu próprio consentimento."*

Eleonor Roosevelt

Durante uma discussão, alguma vez você já se ouviu dizer: "Foi **você** quem me fez sentir assim?". O fato é que ninguém é capaz de fazê-lo se sentir de uma determinada maneira sem que você o permita. Afinal, é você quem escolhe não somente como responder a uma situação, mas também como se sentir em relação a ela.

A vida é uma dura jornada e posso lhe garantir que, ao longo do caminho, é bem provável que você enfrente vários solavancos e até sinta náuseas. Todavia, ao desenvolver uma **atitude positiva** você estará mais bem equipado para lidar com os problemas com os quais certamente irá deparar, e isso requer prática. Certamente haverá dias em que será difícil ver o sol através das nuvens negras.

Nesse momento, é bem possível que você ceda à tentação de reclamar da vida só um pouquinho, mas tudo bem. A pergunta é: **por quanto tempo você o fará?**

A vida é aquilo o que você faz dela. E o que faz com que sua vida valha a pena ser vivida é sua busca pessoal e as aventuras que você encara. Afinal, o quão sua vida é excitante?

A vida é aquilo o que você faz dela: principais dicas

✓ O primeiro passo rumo à felicidade é tomar uma decisão consciente de ser feliz.
✓ Escolha ser uma pessoa otimista, não pessimista.
✓ Utilize a palavra **probortunidade** e busque ativamente por oportunidades.
✓ Mantenha-se mais consciente em relação aos seus pensamentos.
✓ Identifique quaisquer VANs que você possa eventualmente estar disseminando.
✓ Escolha ser um aquecedor, não um dreno.
✓ Evite culpar outras pessoas.
✓ Aprenda com seus erros e siga em frente de maneira positiva.
✓ Assuma responsabilidade pessoal por todas as suas ações.
✓ Lembre-se: trata-se de sua própria vida e sua vida é justamente aquilo o que você faz dela...

"Quando eu tinha cinco anos, minha mãe costumava dizer que a felicidade era a chave para a vida. Então, quando fui para a escola, eles me perguntaram o que eu queria ser quando crescesse, e eu escrevi: 'Feliz.' Eles me disseram que eu não havia compreendido a tarefa e daí eu respondi que eles não compreendiam a vida."

John Lennon

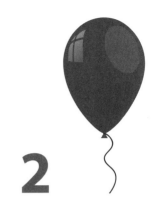

2
SEJA O MELHOR QUE PUDER

"Quando você se sente bem em relação a si mesmo, os outros também se sentem bem em relação a você."

Jake Steinfeld

Certa vez, um grupo de pequenas rãs decidiu realizar uma competição. O objetivo era chegar ao topo de uma torre muito alta. Então uma grande multidão se reuniu em torno da edificação para assistir e torcer pelas concorrentes.

Finalmente a corrida começou e as rãs que compunham a multidão logo se mostraram descrentes por conta da altura da torre. Elas não acreditavam que qualquer uma das pequenas competidoras seria capaz de alcançar o topo.

De repente uma das espectadoras gritou: "Será difícil demais!" Outra completou: "Elas jamais chegarão ao cume!". Pouco a pouco as rãs que competiam começaram a cair. Uma a uma elas despencaram da torre, exceto por algumas que, com grande agilidade, insistiam na escalada.

Mas a multidão continuou a gritar frases do tipo: "É muito difícil! Nenhuma de vocês conseguirá essa façanha!" Escutando tais palavras, cada vez mais e mais rãs desistiam de tentar. Porém, uma rã bem pequenina insistiu e continuou sua escalada, indo cada vez mais alto. Ela não iria desistir!

No final da competição, todas as concorrentes haviam abandonado o percurso, exceto a menor. De fato, depois de um esforço hercúleo ela foi a única a chegar ao topo da torre. Naturalmente, todas as competidoras quiseram saber como a pequena rãzinha conseguira tal proeza.

Descobriu-se então que a vencedora era **totalmente surda**!

****

O **medo do fracasso** é uma das maiores **limitações da vida**. Ele é capaz de impedir que o ser humano consiga realizar muitas coisas. Em geral, somos motivados e impulsionados por duas fortes emoções: **medo** e **desejo**.

Muitas pessoas optam por concentrar-se no medo. Elas impõem a si mesmas rígidas limitações e, por conta disso, não conseguem atingir sequer uma fração daquilo o que são capazes de realizar; elas se sentem absolutamente aterrorizadas pela simples ideia de fracasso. Ao decidir acatar crenças autolimitantes, o indivíduo estabelece para si mesmo diversos obstáculos e várias barreiras. Talvez ele acredite que ao criar uma série de desculpas mirabolantes estará livre de cobranças. Entretanto, tudo o que conseguirá é impedir a si mesmo de explorar algumas das incríveis oportunidades disponíveis, sem sequer se dar conta daquilo que estará perdendo com tal atitude.

Em contrapartida, se quiser ser mais bem-sucedida, a pessoa terá de correr alguns riscos e, em vez de visualizar os resultados como fracassos, aprender a observá-los como oportunidades de aprendizado que a ajudarão a crescer. Assim como a noz tem a habilidade de se desenvolver em um carvalho, o ser humano também é capaz de fazer com que suas ideias frutifiquem em sua mente e explorar como se tornar uma criatura cada vez melhor. Para alcançar seus objetivos, é preciso acreditar em si mesmo e não permitir que outros indivíduos – ou até mesmo a voz medrosa e desconfiada que habita sua cabeça – o impeçam de seguir adiante.

VOCÊ SE CONSIDERA SEU (SUA) MELHOR AMIGO (A)?

A mais importante relação que um indivíduo pode ter em sua vida é aquela que ele mantém consigo mesmo. Pense e responda: **você escolheria a si mesmo como seu (sua) melhor amigo(a)**? A questão é, se você não gosta de si mesmo ou não acredita em seu potencial, como então você espera que as outras pessoas o façam?

Imagine que está diante de um espelho e dê uma boa olhada em si mesmo. Seja absolutamente honesto e responda: **qual é a sua opinião sobre você?** Você aprecia suas próprias forças e qualidades pessoais? Ou será que você regularmente critica a si mesmo por seus temores, equívocos e fraquezas?

Se a resposta privilegiar o último caso, tenho certeza de que, conscientemente, você jamais trataria outra pessoa – muito menos seu melhor amigo – dessa maneira. Então por que será que as pessoas fazem esse tipo de coisa consigo mesmas? Por que será que às vezes agimos como nossos piores inimigos? É impressionante como muitos indivíduos recebem um cumprimento e, em vez de apenas agradecer e permitir a si mesmo sentir os benefícios dessa apreciação, imediatamente o rejeitam.

A falta de autoestima é uma das razões pelas quais as pessoas se tornam deprimidas. Sentir apreço por si mesmo é o mais importante componente do amor-próprio. Independentemente de como isso possa soar aos seus ouvidos, essa atitude é crucial, pois, se não amarmos a nós mesmos, como podemos esperar que outra pessoa o faça? Em geral, indivíduos que apreciam a si próprias possuem um bom coração e se sentem repletas de otimismo. Elas amam e valorizam os dons que receberam na vida. Elas se sentem confortáveis consigo mesmas e são conhecidas por sua **generosidade** e **tolerância**.

Precisamos assumir responsabilidade por sermos o melhor que pudermos. Com grande frequência nos comparamos a outros indivíduos. Porém, ao fazê-lo – e considerando que sempre haverá indivíduos que consideramos melhores ou piores que nós mesmos –, arriscamo-nos a nos entregar a duas emoções distintas: a **vaidade** ou a **amargura**. Neste sentido, o ato de nos compararmos a outras pessoas pode se revelar infrutífero. Usar a si mesmo como seu próprio ponto de referência é, portanto, uma atitude bem mais construtiva.

Sendo assim, o primeiro passo para você alcançar seu maior potencial é se tornando seu melhor amigo. Invista algum tempo e dialogue consigo mesmo. Ouça cuidadosamente o que diz e observe o modo como trata a si próprio. Seja mais gentil, mais atencioso e mais positivo.

AUTOCONHECIMENTO

O **autoconhecimento** é a recognição de nossa própria personalidade, de nossos pontos fortes e de nossas fraquezas, das coisas que apreciamos e daquelas que não gostamos. Neste sentido, se de fato você quiser desvelar toda sua felicidade interior, será fundamental que compreenda quem você realmente é e o que é importante em sua vida. O desenvolvimento da autoconsciência poderá ajudá-lo a reconhecer quando está estressado ou sob pressão. Isso, aliás, é um pré-requisito para uma comunicação efetiva e para a manutenção de boas relações interpessoais, além de essencial para o desenvolvimento de empatia pelo próximo.

O autoconhecimento é o primeiro passo do processo de criação. À medida que seu nível de autoconsciência aumenta, torna-se mais fácil compreender o motivo pelo qual se sente de uma determinada maneira e se comporta de um modo específico. Tal compreensão lhe garante a oportunidade e a liberdade de mudar as coisas que quiser sobre si mesmo e de criar a vida que almeja. Sem conhecer a si mesmo, de maneira completa e profunda, a autoaceitação e as mudanças se revelam impossíveis.

O fato é que, conforme você passa a se conhecer melhor, livra a si mesmo de inibições. Ao aprimorar sua autoconsciência, você ganha a confiança necessária para se mostrar mais aberto, compartilhar informações relevantes, melhorar sua comunicação e se conectar mais firmemente a outras pessoas.

Uma ferramenta que poderá ajudá-lo nessa empreitada é a janela de Johari – um modelo desenvolvido em 1955 pelos psicólogos norte-americanos Joseph Luft e Harrington Ingham, que ostenta a **junção** dos primeiros nomes de seus criadores. Trata-se de um dos modelos mais úteis para se descrever o processo de **interação humana**. A janela em questão, composta de quatro quadrantes isolados, divide o nível de autoconsciência pessoal em quatro tipos: **aberto**, **oculto**, **cego** e **desconhecido**.

Comecemos pelo quadrante identificado como "aberto", que representa sua "arena" pessoal. Ele abriga tudo aquilo o que você e outras pessoas sabem ao seu respeito. O segundo quadrante, "oculto", representa sua "fachada" e guarda tudo o que você sabe sobre si mesmo, mas mantém em segredo dos outros. Em essência, é seu espaço secreto, onde você protege tudo aquilo que prefere manter para si mesmo – seja pelo fato de preferir manter essas informações privadas ou por temer que outros indivíduos tomem conhecimento e, assim, passem a julgá-lo ou a rejeitá-lo.

O terceiro quadrante é identificado como "cego" e reúne tudo o que somente as outras pessoas sabem sobre você, mas lhe é totalmente desconhecido. Este poderia incluir coisas óbvias como comportamentos físicos ou maneirismos. O último quadrante, "desconhecido", se refere ao seu potencial individual. Ele guarda tudo aquilo que você e todos os demais desconhecem sobre você mesmo. Ele representa seu *self* **incógnito**, que aguarda para ser descoberto; seu potencial, que espera para ser libertado.

Portanto, para compreendermos melhor a nós mesmos e sentirmos mais segurança em nos revelarmos para o mundo, precisamos primeiramente confiar mais (em nós mesmos) para nos tornarmos mais abertos e aceitarmos os *feedbacks* que nos são oferecidos e, assim, aprendermos mais a partir de perspectivas alheias.

A confiança é algo que demanda certa quantidade de segurança e também a habilidade de, ocasionalmente, nos afastarmos de nossa zona de conforto. A capacidade de confiar em outra pessoa é um verdadeiro dom. Porém, trata-se de um presente que traz consigo certa vulnerabilidade. Relacionamentos positivos se constroem sobre o pilar da confiança. Às vezes pode ser difícil abandonar a paranoia e o medo que representam justamente o inverso da confiança, em especial se você já sofreu desapontamentos ou foi criticado no passado. Talvez o processo não seja fácil, mas, se apenas se comportar do modo como gostaria que os outros também se comportem em relação a você, isso o ajudará a construir confiança em si mesmo e também nos que estão ao seu redor. O fato de você ser honesto consigo mesmo e com os outros o ajudará bastante nessa tarefa. Há grande verdade por trás da máxima: "Colhereis os frutos que tiverdes semeado"; você certamente atrairá pessoas honestas e confiáveis se também agir de maneira honesta e confiável.

Receber *feedbacks* também pode se revelar um grande desafio. O *feedback* é o alimento para o progresso. Neste sentido, assim como ocorre com vários tipos de comida – e apesar do bem que possam fazer à saúde do indivíduo – sua "ingestão" pode ser bastante desagradável. Portanto, quanto mais você conseguir baixar sua guarda e se abrir, e quanto mais você considerar o *feedback* como informação gratuita que contribuirá para a agregação de valor pessoal – ou até para que você altere suas opiniões e ideias (afinal, a escolha é totalmente sua!) –, mais potencial você terá para crescer e ver a si mesmo de maneira mais clara no espelho metafórico anteriormente mencionado. No Capítulo 8 deste livro discorrerei em mais detalhes sobre os conceitos de confiança e *feedback*.

AUTOCONFIANÇA

Vale a pena investir seu tempo no aprimoramento de sua autoconfiança. Veja, porém, que há uma linha tênue entre arrogância e segurança. Para adquirir uma perspectiva equilibrada, é fundamental ser honesto consigo mesmo e buscar pelo *feedback* de outras pessoas. Todavia, também é importante que você não dependa dos outros para sentir-me melhor e mais importante. É crucial que você aprenda a reconhecer e apreciar a si mesmo sempre que fizer algo com qualidade. Se você depender demasiadamente dos outros ou se preocupar em excesso com opiniões alheias, isso poderá lhe causar insegurança e paranoia.

Imagine se não houvesse ninguém mais no mundo com quem pudesse se comparar, exceto você mesmo. Pense no alívio que isso lhe proporcionaria. Você não teria de se preocupar com o fato de não se parecer com o macho (ou a fêmea) alfa do grupo – aquela pessoa que possui a mente mais brilhante, o melhor emprego ou o salário mais elevado da empresa. Tampouco você teria de se incomodar por seu corpo não ser o mais jovem, fisicamente perfeito ou *sexy*.

Tudo o que teria de pensar é nas seguintes perguntas: será que realizei essa ou aquela tarefa melhor do que na semana passada? Será que consegui avançar um pouco mais em minha jornada (de acordo com minha própria definição de sucesso)? Estou me sentindo em paz e fazendo o que é melhor para minha saúde? Possuo uma mente atraente? Estou mantendo interações sadias com as outras pessoas?

A maioria de nós sequer admitiria a ideia de se comparar a outros indivíduos – fazê-lo implicaria em **inveja** e **egoísmo**. Porém, não há dúvidas de que, em algum momento da vida, todos já avaliamos a nós mesmos tomando como referência o comportamento de outra pessoa – mesmo que apenas de modo subconsciente.

Lutar para ser o melhor que puder e conseguir é uma ambição bem mais realista. Essencialmente somos criaturas em desenvolvimento. Gosto desse conceito. Ele implica no fato de estarmos constantemente nos aprimorando e, neste sentido, desde que sigamos na direção correta e mantenhamos nossa intenção positiva, tudo valerá a pena.

A verdadeira chave para a autoconfiança é acreditar em si mesmo e confiar em suas próprias visões e opiniões. De vez em quando, isso pode parecer difícil, em especial se você demonstrar uma tendência a ouvir outras pessoas e avaliar a si mesmo comparando-se àquilo que elas pensam de você. Veja que isso pode ser muito perigoso; a habilidade de estabelecer seu próprio ponto de referência interno para o sucesso é essencial.

Cada ser humano possui os meios de assumir o controle e realizar mudanças positivas em sua vida. Outros indivíduos podem tentar e até conseguir interrompê-lo, mas somente se você assim o permitir. Quando olhar no espelho, sinta-se **orgulhoso** da pessoa que vê, sabendo que você faz sempre o melhor que consegue. Diga a si mesmo que se sente seguro e que acredita em si mesmo. Concentre-se em seus pontos fortes e nos aspectos positivos de sua personalidade, e passe a desenvolver as áreas em que tem potencial.

O modo como uma pessoa se comporta conta uma história importante sobre ela. Indivíduos com ombros caídos e movimentos letárgicos denunciam a falta de autoconfiança. Elas não se sentem entusiasmadas com o que estão fazendo e não se consideram importantes. Ao praticar uma **postura adequada**, você automaticamente se sentira mais confiante e seguro. Além disso, você causará uma impressão mais positiva nos outros e imediatamente se sentirá mais alerta e no controle.

EXPONHA AO MUNDO O MELHOR QUE TEM DENTRO DE SI

Quando pensamos de maneira negativa sobre nós mesmos, geralmente projetamos tais sentimentos nos outros na forma de insultos e fofocas. Para quebrar esse ciclo de negatividade, adote o hábito salutar de elogiar as outras pessoas. Recuse-se a se engajar em mexericos maldosos e calúnias. Faça um esforço no sentido de lisonjear a todos que estiverem ao seu redor. Saiba que, ao fazê-lo, você se tornará um indivíduo mais apreciado. Além disso, ao buscar o melhor em cada pessoa, você, indiretamente, exporá ao mundo o melhor que tem dentro de si mesmo.

Ao participar de reuniões e conferências públicas em todo o mundo, percebi que, em geral, as pessoas lutam para ocupar os lugares situados mais ao fundo dos salões. A maioria prefere a parte de trás porque tem **medo de ser notada**. Isso reflete a falta de autoconfiança. Isso me leva à seguinte pergunta: **você deseja se sentar na última fileira da vida ou na primeira?**

Também reparei que durante discussões em grupo e reuniões no ambiente de trabalho, muitos indivíduos jamais se pronunciam. Eles temem que outros participantes os julguem por dizerem algo potencialmente estúpido. Porém, esse medo realmente não se justifica. Em geral as pessoas são bem mais tolerantes do que imaginamos. De fato, a maioria tem de lidar com os mesmos temores. Ao fazer um esforço e participar, pelo menos uma vez a cada encontro, você passará a falar melhor e demonstrará mais confiança em seus próprios pensamentos e em suas próprias habilidades. Forçar-se a abandonar sua zona de conforto, pelo menos de vez em quando, é algo bastante positivo.

Assim como no caso da aparência pessoal, a condição física de uma pessoa exerce um enorme efeito sobre sua autoconfiança. Sendo assim, se você se encontra fora de forma, é bem provável que se sinta inseguro, pouco atraente e menos disposto.

Ao manter uma **boa condição física** você desenvolve sua aparência, ganha disposição e alcança uma situação mais positiva em sua vida. Ter a disciplina de se exercitar não apenas faz com que você se sinta melhor, mas gera impulso positivo para o resto do seu dia.

Com grande frequência nos deixamos envolver por nossos próprios desejos. Concentramo-nos demasiadamente em nós mesmos e não percebemos as necessidades das outras pessoas. Se parar de pensar sobre si mesmo e se concentrar na contribuição que está fazendo para o resto do mundo, não se preocupará tanto com os próprios erros.

Isso também aumentará sua autoconfiança e lhe permitirá contribuir com a máxima eficiência. Quanto mais você colaborar com o mundo ao ser redor, mais será recompensado com sucesso pessoal e reconhecimento.

PENSAMENTOS INIBITÓRIOS NEGATIVOS

Outro termo para "pensamentos inibitórios negativos" é **"desculpas"**. E, encarando esse fato de frente, é bem provável que todos nós as utilizemos. Algumas pessoas tornam-se especialistas em oferecer desculpas. Isso nos tira a corda do pescoço e nos ajuda a nos livrarmos do pesado fardo da responsabilidade. Porém, essa prática também nos impede de alcançar feitos fantásticos. Sejam quais forem suas desculpas – o fato de ser velho ou jovem demais, de estar ocupado demais, de não ter dinheiro suficiente ou de ter fracassado em sua última tentativa – pare agora mesmo e experimente desafiar a si mesmo.

As desculpas são prejudiciais. Esses pensamentos inibitórios negativos nos impedem de ser bem-sucedidos. Quando apresentamos desculpas, e as repetimos muitas vezes, elas se tornam uma crença em nossas vidas. Essa crença, por sua vez, se transforma em uma profecia autorrealizável. Nada é **im**possível nesse mundo. De fato, basta que você apague a primeira sílaba da palavra (o IM) e imediatamente tudo se tornará **possível**. Com frequência imagino que a pior coisa que alguém poderia dizer a si mesmo quando sua vida chegar ao fim é: **"Ah, se ao menos eu..."** Saiba que é bem mais provável que você se arrependa das coisas que não fez do que daquelas que fez. Se quiser viver uma vida repleta e rica, às vezes terá de desafiar os limites que impôs a si mesmo.

Como já observado no início desse capítulo, os seres humanos são essencialmente impulsionados por duas emoções: medo e desejo. Se não tiver cuidado, poderá acabar permitindo que o medo o impeça de tentar novas aventuras em sua vida, e assim, evitar o cometimento de erros. Porém, a cada equívoco, uma importante lição é aprendida. Então, sendo bastante positiva em minha abordagem, ao arriscar-se a errar você estará apenas construindo seu próprio pote de sabedoria.

MONÓLOGO INTERNO POSITIVO

É hora de manter um breve monólogo interior, e avaliar seu vocabulário pessoal. Afinal, como você conversa consigo mesmo? O vocabulário que utilizamos raramente é algo em que conscientemente prestamos atenção, entretanto, ele poderá revelar muito sobre nós a um ouvinte mais perceptivo.

Sua aparência, seu vocabulário e seu jeito de falar formam uma parte importante daquela primeira impressão que causamos nas pessoas ao nosso redor. Enquanto o tom e o timbre de nossa voz criam um efeito agradável ou irritante no ouvinte, nossa escolha em termos de palavras é capaz de transmitir nossa atitude e postura emocional. De fato, existe uma relação bastante interessante entre vocabulário e atitude.

Quando descrevemos um estado emocional e nos utilizamos de palavras para expressar uma emoção de maneira direta, automaticamente reforçamos tal emoção. Por exemplo, se ao cometer um erro você exclama a palavra **"maldição"**, você reforça a raiva que sente em relação ao equívoco. Em contrapartida, se optar por um simples **"ups"**, você transmite ao seu subconsciente que o erro cometido foi pequeno, ou seja, algo pelo qual não vale a pena se irritar.

O ato de modificar seu próprio vocabulário é uma boa maneira de reduzir o número de vezes em que irá experimentar emoções fortes e estressantes como a raiva. O mesmo princípio se aplica às emoções positivas.

Você alguma vez já perguntou a alguém como ele/ela está e a pessoa respondeu: "Nada mal, obrigado(a)." Mas e se ela tivesse respondido: "Estou muito bem, obrigado(a)" ou "Sinto-me ótimo! Obrigada por perguntar!". Nesse caso, como essas respostas afetariam a atitude do indivíduo em relação a sua própria vida?

O monólogo interno positivo é uma ótima maneira de aprimorar seus níveis de energia. A maioria das pessoas conhece esse conceito pelo termo mais direto de **"afirmação"**. Todavia, é preciso algo um pouco mais focado que o tradicional: "Todos os dias, sob todos os aspectos, sinto-me cada vez melhor".[1] Quando você usa o monólogo positivo para melhorar seus níveis de energia, é preciso ter certeza de que seu subconsciente não está em dúvida quanto ao que exatamente você está dizendo.

Portanto, sempre que estiver fazendo uma afirmação, certifique-se de que seu objetivo final esteja absolutamente claro em sua mente. Se as palavras que utilizar forem demasiadamente vagas, ou se você não estiver suficientemente concentrado naquilo que deseja, talvez você não consiga atingir os resultados que almeja. Por exemplo, se estiver tentando encorajar a si mesmo a fazer uma longa caminhada diária, não fará nenhum sentido dizer a si mesmo algo do tipo: "Pois é, eu bem que gostaria de sair de casa com mais regularidade."

É preciso estar absolutamente claro em sua mente o que você está tentando se encorajar a fazer. Neste caso, uma afirmação bem mais direta poderia ser: "Eu saio para caminhar todos os dias no parque depois que volto do trabalho e isso é muito agradável." Desse modo sua mente não fica em dúvida em relação àquilo que você está tentando fazer nem ao que será necessário.

Quando estiver fazendo afirmações para aprimorar seus níveis de energia, também é muito importante que todas elas sejam colocadas no tempo presente e na forma positiva (afirmativa). Aliás, isso é essencial, uma vez que, em geral, o subconsciente não consegue processar muito bem a forma negativa.

Em vez de tentar fazer com que seu subconsciente extraia uma ação positiva de uma afirmação negativa, será muito mais fácil já colocar a afirmação de maneira positiva. Um bom exemplo disse é o caso de alguém que esteja tentando perder peso se utilizando da técnica de afirmação. Se a frase for colocada na forma negativa – como no exemplo "Eu **não** vou mais comer sanduíches **nem** tomar refrigerante, **nunca** mais!" – será bem complicado para o subconsciente processar a informação.

---

1 – Frase cunhada pelo psicólogo e farmacêutico francês Émile Coué, responsável por introduzir métodos de psicoterapia, cura e autotratamento baseados em autossugestão e auto-hipnose. (N.T.)

Neste caso, a mente não terá apenas de processar a ideia negativa, ou seja, o que você **não** vai mais fazer – comer sanduíches/beber refrigerante –, mas também terá de decidir, de forma subconsciente, o que de fato você deveria fazer em vez disso – comer alimentos saudáveis. Todavia, este também não é um conceito muito bem definido. Por outro lado, se optar por uma afirmação positiva e utilizar: "Comerei somente frutas frescas e salada todos os dias", então ficará absolutamente claro o que você espera de sua mente e, consequentemente, será bem mais fácil processar a informação e transformá-la em ação.

Vale ressaltar que, quando implantamos o monólogo interno positivo, é necessário fazê-lo de modo regular e de forma consistente. Em geral, os efeitos são cumulativos e você logo perceberá que quanto mais agir dessa maneira, mais eficiente o método se revelará no aprimoramento de seus níveis de energia e do seu estilo de vida. Isso se deve parcialmente aos efeitos da repetição contínua de uma ideia. Todavia, caso sua mente já esteja acostumada a usar os métodos de: 1º) fazer afirmações positiva e 2º) posteriormente transformá-las em ação, então será bem mais fácil para ela conseguir processar novas instruções. Afinal, ela estará apenas seguindo um padrão já estabelecido previamente, embora dessa vez o conteúdo das afirmações seja diferente daquele usado anteriormente.

APOIO MOTIVACIONAL

Pessoalmente, considero as citações e os discursos positivos bastante úteis. Neste sentido, o trecho a seguir do livro *Um Retorno ao Amor*,[2] de Marianne Williamson, é para mim absolutamente motivador e fortalecedor. Ele simboliza, de maneira perfeita, a necessidade de abraçarmos o potencial dentro de nós de modo confiante e positivo:

> *"Nosso maior medo não é o de parecermos inadequados. Nosso maior temor é de nos revelarmos mais poderosos do que esperamos. É a nossa luz que nos amedronta, não a nossa escuridão. Perguntamos a nós mesmos: quem sou eu para ser brilhante, belo (a), talentoso (a), fantástico (a)? Na verdade, eu pergunto: e quem é você para não ser? Você é filho (a) de Deus. Mostrar-se menor do que é não faz bem a ninguém. Não há nada de positivo em encolher*

---

2 – Editora Novo Paradigma, 2002. (N.T.)

a si mesmo para que os outros não se sintam inseguros perto de você. Todos nós estamos aqui para brilhar, como as crianças normalmente brilham. Nascemos para manifestar a glória de Deus que está dentro de cada um de nós, e não apenas em algumas pessoas; ela está em todos nós. À medida que permitimos que nossa própria luz brilhe, inconscientemente damos aos outros a permissão de fazer o mesmo. Conforme nos libertamos de nossos próprios medos, nossa presença automaticamente liberta os outros.

Marianne Williamson

Acredito que essas belas palavras resumam perfeitamente o dom que recebemos, ao mesmo tempo em nos fazem lembrar de que cada um de nós tem a permissão de ser o melhor que puder.

Seja o melhor que puder: principais dicas

- ✓ Seja seu (sua) melhor amigo(a).
- ✓ Converse consigo mesmo(a) e ouça seu diálogo interior.
- ✓ Tome a decisão de ser o melhor que conseguir.
- ✓ Desafie seus limites e abandone sua zona de conforto de vez em quando.
- ✓ Esteja aberto(a) e se mostre positivo(a) em relação a mudanças.
- ✓ Seja receptivo (a) a *feedbacks*; aprenda a confiar mais.
- ✓ Aprenda com seus erros e cresça.
- ✓ Desafie suas próprias crenças limitadoras e suas desculpas.
- ✓ Evite comparar-se a outras pessoas.
- ✓ Desenvolva sua autoconfiança e acredite em si mesmo(a).

"Faça o máximo de si, pois isso é tudo o que existe em você."

Ralph Waldo Emerson

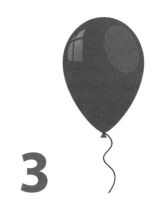

3
PREPARE-SE PARA A VIDA

"A maior riqueza é a saúde."

Virgílio

Certo dia, o senhor e a senhora Jones – um casal de idosos que já estavam casados há quase 60 anos – decidiram fazer uma rara viagem de férias. Embora a situação financeira da dupla não fosse muito boa, ambos gozavam de ótima saúde. Isso se devia à intervenção da senhora Jones, que sempre insistira em manter uma dieta rígida e saudável, livre de qualquer carboidrato refinado, álcool, fumo e repleta de exercícios físicos e ioga matinal.

Infelizmente, durante o trajeto o avião em que estavam sofreu um acidente e ambos foram parar no Paraíso. Lá eles foram recebidos logo no portal de entrada por um anjo, que os escoltou até uma limusine que já os aguardava. Depois de cruzarem lindos campos eles chegaram a uma belíssima mansão e foram imediatamente conduzidos ao seu interior. O lugar era todo decorado em ouro e lindas peças de seda. Além de uma suntuosa antessala e de uma cozinha totalmente equipada, cuja dispensa estava repleta de deliciosas comidas e bebidas, havia ainda duas banheiras estilo jacuzzi, uma interna e outra ao ar livre. Depois de terem acesso a tudo aquilo, ambos ficaram boquiabertos ao ouvirem as seguintes palavras: "Bem-vindos ao Paraíso. A partir de agora esta será sua nova casa."

O senhor Jones, que aprendera a ser bastante frugal ao longo de sua vida, imediatamente perguntou ao anjo quanto todo aquele luxo custaria ao casal. O interlocutor respondeu: "Nada, este é o Paraíso."

Então o senhor Jones olhou pela janela e viu um imenso campo de golfe profissional.

"E quanto custa para jogar golfe?", perguntou desconfiado. "Este é o Paraíso, o senhor poderá jogar de graça sempre que desejar," disse o anjo.

Em seguida eles foram até o clube central e logo vislumbraram o bufê, repleto de deliciosos pratos e atraentes guloseimas.

Já antecipando a próxima pergunta do senhor Jones, o anjo disse: "O senhor nem precisa perguntar, este é o Paraíso. Tudo o que está aqui é de graça e para vocês apreciarem a vontade."

O senhor Jones olhou à sua volta e então para sua esposa e perguntou: "Mas onde estão os pratos dietéticos e com baixo colesterol, os palitinhos de cenoura e os chás de ervas?"

"Este é o Paraíso. Vocês podem comer e beber o que quiserem, o quanto desejarem, e jamais ganharão peso ou ficarão doentes," assegurou o anjo.

"Isso quer dizer que eu não preciso mais fazer exercícios diários ou ioga?" perguntou entusiasmado o senhor Jones.

"Não, a menos que queira, é claro," explicou o anjo.

"Então já não serão mais necessários testes de pressão, check-ups anuais..."

"Nunca mais. Tudo o que terão de fazer aqui é relaxar e curtir a vida como desejarem."

Então o senhor Jones olhou para sua esposa, suspirou profundamente e concluiu: "Caramba, se não fosse você com a sua ioga e seus bolinhos de farelo de trigo, nós já poderíamos ter chegado aqui há pelo menos 10 anos!"

****

A cada dia se torna mais importante investir na própria saúde. Afinal, o ser humano tem vivido mais que seus antepassados. De modo geral, os ocidentais se concentram bastante em poupar dinheiro e cuidar de sua aposentadoria. Porém, nem sempre pensamos sobre como estará nossa saúde quando finalmente pararmos de trabalhar.

Não estou sugerindo de modo algum que qualquer pessoa deva adotar a rígida dieta dos Jones – de fato, algumas pessoas podem exagerar às vezes. Porém, um equilíbrio saudável é muito importante. A boa saúde está relacionada a um *mix* de alimentos saudáveis e exercícios físicos regulares – veja que não estou me referindo a regimes mirabolantes e passageiros nem à práticas extenuantes em academias de ginástica. Trata-se de estar bem fisicamente para enfrentar a vida, de um modo confortável. O investimento em boa saúde se revela uma sólida base para a felicidade – vale lembrar que quanto melhor você se sentir fisicamente, melhor se sentirá mental e emocionalmente. Uma abordagem holística do bem-estar se faz essencial.

A SAÚDE NO SÉCULO XXI

De acordo com a Organização Mundial da Saúde (OMS), as doenças cardiovasculares são a principal causa de morte no mundo. Elas envolvem doenças do coração e dos vasos sanguíneos (veias e artérias), que causam ataques do coração e derrames cerebrais. Isso é extremamente ruim, é claro, mas a boa notícia é que tudo isso pode ser prevenido. Exceto por alguns casos que envolvem herança genética, não há nada de natural em morrer por causa de um ataque do coração.

O que mais preocupa é o fato de que essas doenças cardíacas estão ocorrendo em indivíduos cada vez mais jovens. É óbvio que algo mudou radicalmente nos últimos 60 anos no que diz respeito ao estilo de vida adotado e até mesmo ao ambiente em que as pessoas vivem, causando essa verdadeira epidemia dos tempos modernos.

Você é especial

Em primeiro lugar, vamos deixar algo bem claro, não há ninguém nesse planeta que seja igual a você. É claro que existem inúmeros princípios que se aplicam a todos nós enquanto membros da raça humana. Por exemplo, todos nós precisamos necessariamente nos movimentar e nos abastecer de alimentos para conseguir seguir adiante – a quantidade exata de exercícios e combustível dependerá de cada indivíduo. Em essência, você é o resultado de uma dinâmica evolucionária oriunda de seus pais. Deles você herdou, geneticamente, seus **pontos fortes** e suas **fraquezas**. A complexa interação desses fatores assegura que cada ser humano seja único, embora apresente similaridades uns com os outros.

O conceito do corpo como uma máquina é um produto do pensamento de grandes filósofos como Newton e Descartes, e também da Revolução Industrial, que via o universo como um gigantesco mecanismo de relógio e o ser humano como uma máquina pensante. O modo como abastecemos essa máquina, entretanto, tem deteriorado de maneira bastante significativa. De fato, os padrões atuais de alimentação não têm colaborado nem um pouco para tornar o homem mais saudável.

PREPARE-SE PARA A VIDA

Até algumas centenas de anos atrás – época em que ocorreu a Revolução Industrial –nossos ancestrais já haviam investido milhões de anos como caçadores-coletores e dezenas de milhares de anos como camponeses agricultores. Por conta justamente dessa revolução, as pessoas acabaram indo parar em pequenas e grandes cidades para suprir a necessidade de mão de obra. A dieta à qual esses trabalhadores eram submetidos consistia de gordura, açúcar e farinha refinada. Biscoitos e bolos são ótimos exemplos disso.

A farinha era refinada para evitar o apodrecimento. Naquela época, os alimentos baratos e provedores de energia eram considerados como fontes de combustível, assim como ocorre atualmente com a gasolina em relação aos automóveis. Não surpreende, portanto, que o nível de saúde das pessoas tenha declinado. Por volta dos anos 1900, o tamanho do ser humano, em comparação com as gerações anteriores, começou a diminuir. Isso levou à descoberta da **proteína** – o ingrediente de que os alimentos precisam para **garantir o crescimento**. Veja que o açúcar é usado para garantir energia ao corpo humano; a **proteína** é utilizada para criar **músculos**. Com base nesse entendimento, nasceu a dieta ocidental à base de **açúcar**, **gordura** e **proteína**.

O corpo humano é uma máquina fenomenal – o coração bate, o sangue circula, os pulmões respiram e o sistema digestivo alegremente manipula o alimento recebido. Na maioria das vezes, em especial quando somos jovens, nem precisamos pensar sobre nossas funções corporais. Simplesmente partimos do pressuposto que elas sempre ocorrerão de maneira automática. Entretanto, conforme envelhecemos vamos nos conscientizando da importância de cuidar do próprio corpo, principalmente por estarmos vivendo cada vez mais – a **preservação física** é, portanto, uma questão fundamental.

EXERCÍCIO

Antes de nos aprofundarmos nos tópicos nutrição e dieta, examinemos o conceito de exercício. Não há como negar: a falta de atividade física é provavelmente a principal causa para o aumento nos índices de obesidade. Também não há escapatória para o seguinte fato: se o indivíduo está acima do peso ideal, ele certamente se sentirá mais cansado e letárgico, e sofrerá com problemas digestivos e dores nas juntas provocadas pelo peso extra carregado diariamente. Um analgésico talvez alivie essas dores, mas não resolverá o problema.

É claro que se o objetivo for emagrecer será preciso aumentar o nível de atividade física. Porém, o exercício não deve ser considerado importante apenas para a perda de peso – a prática de exercícios é positiva para a saúde como um todo e também para o bem-estar do indivíduo. Considerando que maior proporção da população executa trabalhos que não exigem esforço físico, é fácil para as pessoas se esquecerem do próprio corpo. Retomar o contato com ele por meio dos exercícios não apenas promoverá um aumento da autoestima e da sensação de estar no controle da situação, mas também provocará a elevação dos níveis de energia, a aceleração do metabolismo e o aprimoramento da condição física do indivíduo. Além de todos esses benefícios, os elementos químicos e hormônios liberados no cérebro por conta do exercício físico poderão ajudá-lo a lidar com o estresse e promover uma sensação de felicidade.

Outro dia vi um subtítulo em um artigo de jornal que dizia: **"Energia – quando mais você gasta, mais você ganha."** Considero que essas palavras resumam muito bem o conceito de exercício. As pessoas que se exercitam regularmente provavelmente viverão mais e terão uma melhor qualidade de vida. De fato, em termos de expectativa de vida, estudos já demonstraram que a falta de cuidados físicos é tão prejudicial para a saúde do ser humano quando o fumo.

Como iniciar

Às vezes, a simples menção a palavra "exercício" já faz com que as pessoas comecem a procurar um chocolate. Ela nos faz pensar imediatamente em academias barulhentas, corridas exaustivas e aulas de exercícios aeróbicos completamente lotadas. Isso afasta muitas pessoas dos exercícios.

A boa notícia é que você nem precisa ir a uma academia e passar horas no local. Na verdade, apenas meia hora de atividade moderada todos os dias – uma caminhada em ritmo mais acelerado, por exemplo – pode se revelar suficiente para melhorar sua saúde e aprimorar seu condicionamento físico. Há várias formas diferentes de o indivíduo se exercitar, portanto, é plenamente possível encontrar algum tipo de prática que se mostre adequada a qualquer estilo de vida.

Agora seja bastante honesto consigo mesmo – no trabalho, você sobe pela escada ou pega o elevador? Quantos trajetos de automóvel você faz de porta a porta, quando poderia caminhar pelo menos parte do caminho? Você opta por enviar um *e-mail* quando poderia simplesmente se locomover até a outra sala e entregar a mensagem pessoalmente? Se parar e realmente pensar sobre o assunto, o quão ativo você é?

Veja a seguir algumas sugestões para se tornar mais ativo fisicamente:

- **Compre um cachorro** – Esta é uma das melhores maneiras de se tornar fisicamente ativo. Ao levá-lo para passear 3 ou 4 vezes ao dia você alcançará uma ótima condição física!

- **Seja voluntário** – Envolva-se na distribuição de alimentos para os necessitados, na ajuda a pessoas idosas ou até mesmo na participação de levantamento de fundos para alguma causa em sua comunidade.

- **Reorganize sua sala de estar** – Mova todos os móveis e veja como fica o cômodo com a nova disposição. Uma nova perspectiva pode se revelar energizante.

- **Saia para caminhar toda manhã e todo final de tarde** – Mesmo que sejam apenas vinte minutos depois do trabalho.

- **Utilize as escadas** – Subir e descer escadas são ótimos exemplos de atividade física, tanto para as pernas quando para o "bumbum".

- **Faça massagem em alguém** – Essa é uma ótima maneira de trabalhar com as mãos.

- **Use a bicicleta para ir ao trabalho** – Se não for longe demais de sua casa, esta é uma ótima maneira de se exercitar.

- **Pratique natação** – Nadar é uma das melhores maneiras de se exercitar e ainda proporciona ao indivíduo excelente prática aeróbica, independentemente da forma física.

- **Faça alongamento todos os dias** – O alongamento ajuda a prevenir câimbras, alivia dores nas costas e ainda reduz o estresse.

Para trabalhar bem, praticamente toda e qualquer função corporal depende pelo menos em parte dos exercícios: o sistema digestivo e o processo de eliminação; os pulmões e o processo de respiração; o sistema cardiovascular e o batimento cardíaco; e, não menos importante, o próprio controle do peso.

Lembre-se também, de que o exercício é um ótimo investimento para o futuro. Enquanto nos preocupamos em garantir aspectos materiais, como **pensão** e **poupança**, é preciso também considerar se no futuro estaremos fisicamente saudáveis e suficientemente ativos para podermos gozar de nossa aposentadoria. Vale repetir que o ser humano está vivendo mais e mais, portanto, manter uma boa saúde é cada vez mais crucial.

Mantenha-se motivado: adquira um pedômetro

Recentemente, descobri o quanto é fantástico poder contar com um pedômetro – um pequeno aparelho que pode ser pendurado na cintura para registrar a quantidade de passos que você dá a cada dia. É um grande incentivo, pois com ele é possível estabelecer uma meta para si mesmo e então avaliar o próprio desempenho.

Usar o pedômetro durante as horas de trabalho também funcionará como um incentivo adicional para mantê-lo em movimento. Você poderá, por exemplo, estabelecer um número de passos que deseja dar durante o dia. Aliás, encorajar seus colegas a usar um aparelho igual promoverá o aumento nos níveis de energia de todo o pessoal.

O pedômetro reúne funcionalidade e conveniência, tornando o exercício de caminhar ainda mais perfeito.

Ele funciona por meio de um sensor comandado por um *software* acoplado ao mecanismo. Conforme você dá um passo para frente, o pedômetro calcula a largura de sua passada para fornecer-lhe dados precisos, independentemente de sua altura. Você poderá optar por qualquer tipo de pedômetro, pois existem equipamentos distintos para diferentes estilos de vida. Se trabalhar em um escritório e quiser evitar passar o dia todo sentado à mesa de trabalho, você poderá caminhar e se exercitar ao mesmo tempo, sem que ninguém perceba. Basta adquirir um pedômetro de qualidade. Para os que preferem atividades aeróbicas e corridas, um pedômetro capaz de medir passadas e movimentos aeróbicos é mais adequado.

Andar aumenta sua taxa cardíaca e assegura que seu sangue seja bombeado pelo seu corpo em um ritmo mais acelerado do que quando se está sentado. O próprio coração é um músculo e, portanto, precisa de exercícios regulares.

Segundo recomendações da OMS, cada pessoa deveria dar **10 mil passos por dia**. Esse número pode até parecer exagerado, mas há 50 anos isso seria perfeitamente normal para todos nós. Hoje, a maioria dos indivíduos que se encontram acima do peso ideal dá menos de **3 mil passos por dia**. Por outro lado, estima-se que as pessoas consumam atualmente duas vezes a quantidade de alimentos que 50 anos atrás.

Caminhar também é o antídoto perfeito para a depressão e a ansiedade. Esse tipo de exercício pode liberar serotonina, uma substância química produzida no cérebro que ajuda a estimular o seu humor. É por isso que tantas pessoas experimentem uma sensação natural de bem-estar e a melhoria do estado de ânimo depois de exercitar-se. Seria ótimo se todos os médicos prescrevessem 30 min de caminhada acelerada por dia. Esse tipo de automedicação seria bastante benéfica e positiva.

A caminhada merece uma atenção especial porque, com frequência, é a forma mais fácil e mais conveniente de exercício para muitas pessoas.

Talvez você não esteja engajado em uma dieta absolutamente excessiva, porém, se não estiver se movendo, certamente ganhará peso. Trata-se de uma simples equação matemática – calorias que entram *versus* calorias que saem. Você pode até tentar alguma dessas dietas malucas inventadas em algum lugar do planeta, mas, no final das contas, seu sucesso ou fracasso será determinado pelo modo como equilibra essa conta simples.

NUTRIÇÃO

Independentemente de quem seja ou de onde viva, o fato de se manter vivo dependerá de você se alimentar e se manter hidratado.

Mesmo a visão ou o cheiro de comida poderá desencadear a liberação no cérebro de uma substância química que provoca prazer e uma sensação de recompensa. Porém, embora a ingestão de uma deliciosa refeição e de uma saborosa bebida possa representar uma experiência sensorial bastante gratificante, também é capaz de provocar alguns dos maiores problemas para a saúde de uma pessoa.

Essencialmente, você é o que come. O corpo humano é composto de aproximadamente 63% de água, 22% de proteína, 13% de gordura e 2% de minerais e vitaminas. Cada molécula corporal vem dos alimentos e da água consumidos pelo indivíduo. O consumo de alimentos da melhor qualidade, e nas quantidades ideias, ajuda a pessoa a alcançar seu maior potencial em termos de saúde, vitalidade e liberdade em relação a doenças.

O que é uma dieta bem balanceada?

Nada na sociedade ocidental nos ensina a ser saudável. Exceto por algum conhecimento que seus pais tenham lhe transmitido, talvez você realmente não saiba como ser uma pessoa saudável. Com o intuito de garantir a boa saúde da população, a mídia já embarcou em diversas campanhas bem-intencionadas. Todavia, existem ainda muitas mensagens controversas sobre o que é benéfico e negativo para a saúde do ser humano. Por conta disso, as pessoas ficam absolutamente confusas em relação ao que, de fato, representa uma dieta bem equilibrada.

Quantas vezes você já seguiu uma dieta sem realmente compreender a diferença entre proteína e carboidrato complexo? Afinal, o que cada um deles provoca no corpo? Em quais alimentos eles podem ser encontrados? O fato é que nenhuma dieta será realmente bem-sucedida se você não receber algumas informações importantes. Veja a seguir a verdade sobre que nutrientes são encontrados em quais alimentos.

Proteínas

A palavra proteína vem do termo grego *protos*, cujo significado é "primeiro", "primitivo" ou "de primordial importância". Três quartos de todo o material sólido que compõe o seu corpo são proteínas; elas são os blocos de construção do corpo humano. Sem proteínas suficientes, o corpo se deteriora mais rápido que sua capacidade de autorreparação.

Carboidratos

Existem dois tipos de carboidratos: **complexos** e **simples**. Basicamente, os carboidratos complexos são aqueles encontrados em grãos inteiros; os simples, são os que já foram processados e separados.

Gorduras

O corpo precisa de certa quantidade de **gordura** para várias funções vitais. Cerca de 60% do cérebro e do sistema nervoso são formados por gorduras. Todos os hormônios são criados a partir de gorduras essenciais; a pele é lubrificada e protegida por elas. A pele é o maior órgão do corpo humano e representa sua primeira linha de defesa, portanto, a falta de gorduras em sua dieta provocará o ressecamento e descamação da pele. Aliás, sua pele é a primeira a denunciar se você está, ou não, consumindo os tipos certos de gordura.

Fibra

O consumo diário ideal não deve ser inferior a 35 g. Mas é relativamente fácil ingerir tal quantidade, pois as fibras estão presentes nos grãos inteiros, nos vegetais, nas frutas, nas castanhas e nas sementes. As fibras absorvem água dentro do trato digestivo e transformam os alimentos em uma massa, que pode então ser mais facilmente transportada pelo organismo. Fibras cereais e semente de linhaça são especialmente eficazes para evitar a constipação.

Vitaminas

Embora sejam necessárias em quantidade menores que gorduras, proteínas e carboidratos, as vitaminas são extremamente importantes em nossa dieta. Elas estimulam as enzimas que, em troca, fazem com que todos os processos corporais aconteçam. As vitaminas são fundamentais para equilibrar os hormônios, produzir energia, estimular o sistema imunológico, tornar a pele mais saudável e proteger nossas artérias. Elas também são vitais para o cérebro, o sistema nervoso e praticamente todos os processos corporais.

Minerais

Assim como as vitaminas, os minerais também são essenciais. O cálcio, o magnésio e o fósforo ajudam a formar os ossos e os dentes. Os sinais nervosos, que são vitais para o cérebro e os músculos, dependem da presença de cálcio, magnésio, sódio e potássio. Outros minerais importantes são o cromo, para controlar os níveis de açúcar no sangue, o selênio e o zinco, que são essenciais para a reparação corporal e o sistema imunológico.

Água

Dois terços do nosso corpo consistem de água, portanto, este é o nutriente mais importante. A **água** é a **base** de toda a vida e isso **inclui o corpo humano**.

Para se ter uma ideia, os músculos, que possibilitam nossos movimentos, são formados por 75% de água; o sangue, que transporta os nutrientes, é composto de 82% de água; os pulmões, que fornecem oxigênio, são formados em 90% por água; e o cérebro, o centro de controle do corpo humano, é composto por 76% de água. Até mesmo os ossos são feitos de 25% de água.

Diariamente, o corpo humano perde cerca de 1 litro de meio de água. Essa perda se dá pela pele, pelos pulmões e pelos rins – através da urina –, e assegura que todas as substâncias tóxicas sejam devidamente eliminadas do corpo. Também eliminamos um terço de litro de água por dia quando a glicose é queimada para gerar energia. Sendo assim, todos os dias, o indivíduo deveria ingerir no mínimo cerca de 1,5 litro de água – e até mais, caso pratique ainda mais exercícios. Veja que essa quantidade não leva em conta a água que poderá ser obtida nos alimentos alcalinos, como as frutas e os vegetais, que contêm grande quantidade de água.

Os maiores sinais de falta de hidratação corporal são: baixo nível de energia, dores de cabeça e irritabilidade. A água pode exercer um enorme efeito sobre nossa energia no trabalho, portanto, sugere-se que o indivíduo sempre tenha consigo uma grande garrafa de água e estabeleça para si mesmo a meta de consumir todo o seu conteúdo até o final do dia. Tente fazê-lo, pois tal atitude promove maravilhas no corpo humano.

Todos nós estamos cercados por produtos repletos de açúcar e de outros sabores viciantes que são continuamente veiculados e promovidos pela mídia. É um enorme desafio não se sentir tentado a ceder a esses prazeres da vida.

De fato, existem certos alimentos e certas bebidas que deveriam ser evitados por todos nós sempre que possível.

Açúcar refinado

Enquanto os gatos apreciam o sabor das proteínas, os seres humanos sentem-se atraídos principalmente pelo dos carboidratos – **doces**. Essa forte atração funcionou bem para os primeiros humanos, uma vez que a maioria dos elementos doces presentes na natureza não são venenosos ou tóxicos.

Com o tempo, aprendemos a extrair essa doçura da natureza, mas, infelizmente, deixamos para trás as partes boas.

No caso do açúcar branco, por exemplo, 90% de suas vitaminas e minerais são removidos pelo processo de refino. Sem esses elementos em quantidade suficiente, nosso metabolismo se torna ineficiente, o que contribui para uma saúde ruim e dificuldades no controle do peso.

Alimentos que contêm açúcar também podem comprometer nosso sistema imunológico. Pesquisas já demonstraram que os glóbulos brancos (leucócitos) tornam-se menos eficientes para combater doenças quando expostos ao **açúcar refinado**. Uma dieta rica em açúcar refinado também contribuirá para o rápido aumento dos níveis de insulina, o que poderá levar a vários outros problemas de saúde. Esses picos de açúcar no sangue também poderão provocar falta de energia e subsequente queda dos níveis de açúcar do próprio sangue.

As frutas, em contrapartida, possuem um tipo de açúcar mais simples e natural denominado frutose, que não precisa ser digerida. Todavia, essa substância tem de ser primeiramente convertida em glicose, o que diminui o ritmo do metabolismo e permite que o indivíduo equilibre melhor seus níveis de açúcar no sangue. Manter balanceados os níveis de açúcar no sangue é, provavelmente, o fator mais importante na manutenção dos níveis de energia equilibrados.

Atualmente, o norte-americano comum consome entre 900 g e 1,3 kg de açúcar por semana – uma **quantidade absurda**, diga-se de passagem. Isso representa um enorme aumento nos últimos 20 anos, principalmente considerando que antes dos anos 1900 a média de consumo era de apenas 2,2 kg por indivíduo **ao ano**.

Em 2003, a Organização das Nações Unidas (ONU) e a OMS publicaram orientações segundo as quais o açúcar não deveria representar mais que 10% de nossas calorias diárias. Em uma dieta de 2000 calorias por dia, isso significaria apenas 200 calorias diárias – ou oito colheres de chá cheias, com 25 calorias cada. Uma única lata de refrigerante contém o equivalente a dez colheres de chá, o que já faria com que o consumidor ultrapassasse em muito a quantidade recomendada pelas instituições (isso sem mencionar todo o açúcar refinado escondido nos alimentos processados).

Não é segredo algum que a **obesidade** e as doenças relacionadas ao peso estão crescendo em muitos países e isso está diretamente relacionado às nossas dietas e ao nosso estilo de vida. O corpo humano simplesmente não consegue lidar com níveis tão elevados de açúcar e é justamente por isso que a incidência de males como diabetes e doenças cardíacas continua aumentando de modo contínuo. Cortar o excesso de açúcar em sua dieta é uma das melhores coisas que você poderia fazer pelo seu corpo.

Adoçantes artificiais

Quando as pessoas decidem perder peso, uma das primeiras mudanças em sua dieta é a substituição do açúcar por adoçantes artificiais. De fato, somos informados pelo governo que os adoçantes artificiais são seguros, porém, existem muitas indicações – baseadas em pesquisas atuais – que **sugerem exatamente o contrário**. O aspartame, por exemplo, contêm três componentes: 50% de fenilalanina; 40% de ácido aspártico; e 10% de metanol ou álcool de madeira. Vale ressaltar que, a princípio ele foi descoberto como uma droga para tratar úlceras, não como adoçante.

Álcool

De acordo com orientações do governo, um adulto saudável do sexo masculino pode beber até três doses de álcool por dia, enquanto o adulto do sexo feminino, também saudável, até duas doses diárias, sem prejuízo para a saúde. Segundo as últimas instruções, entretanto, sugere-se que seria bastante aconselhável para o ser humano manter-se livre do álcool pelo menos três ou mais dias por semana.

Cafeína

Para algumas pessoas, passar um dia inteiro sem uma xícara de leite com café ou de chá, ou sem alguma bebida cafeinada pode parecer inimaginável. Porém, a cafeína é uma droga, popularmente consumida no café, no chá, nos refrigerantes e, em quantidades menores, no chocolate. Embora possa parecer que temos um verdadeiro caso de amor com esses produtos, tem havido bastante confusão e até mesmo controvérsia em relação à cafeína ultimamente. Em quantidade moderada a cafeína não é tão ruim, todavia, muitas pessoas tornam-se viciadas a essa substância (que, como já mencionado, é uma droga) e passam a consumi-la em excesso – e é aí que ela se torna perigosa.

Compreender a si mesmo e descobrir o que funciona melhor no seu caso é o primeiro passo rumo a uma saúde e um desempenho pessoal melhor. Existem, entretanto, alguns aspectos-chave sobre a prática de exercícios e a nutrição que são fundamentais para todos nós. Este capítulo visa justamente ajudá-lo a se tornar mais consciente dos benefícios trazidos pelo aprimoramento de sua saúde. Talvez você queira, ocasionalmente, apreciar algumas gulodices e dar a si mesmo a permissão de exagerar um pouquinho e até se mostrar preguiçoso. Isso é perfeitamente aceitável... desde que seja **somente de vez em quando!** Porém, é muito importante que o equilíbrio norteie seu estilo de vida, afinal, uma administração saudável estará plenamente associada às escolhas que você mesmo fizer.

Prepare-se para a vida: principais dicas

- ✓ Adquira um pedômetro e comprometa-se a dar 10 mil passos por dia.
- ✓ Certifique-se de sair todos os dias para caminhar ao ar livre.
- ✓ Levante-se e alongue-se a cada 30 min – não é saudável permanecer sentado na mesma posição por muito tempo.
- ✓ Beba dois litros de água por dia (chás de ervas descafeinados também são boas opções).
- ✓ Evite beber mais do que duas xícaras de café cafeinado ou três xícaras de chá cafeinado por dia.
- ✓ Mantenha-se longe de bebidas alcoólicas pelo menos três dias na semana, ou mais.
- ✓ Evite o consumo de açúcar refinado e carboidratos tanto quanto possível.
- ✓ Evite o consumo de adoçantes artificiais e flavorizantes.
- ✓ Coma cinco porções de frutas frescas e vegetais por dia.
- ✓ Mantenha uma dieta de aproximadamente 2000 calorias (mulher) e 2.500 calorias (homem), e lembre-se: calorias que entram *versus* calorias que saem – exercite-se mais caso decida exceder no consumo de alimentos e bebidas.

"Se eu soubesse que viveria tanto, teria cuidado mais de mim mesmo."

Leon Eldred

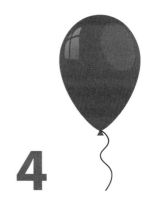

4
DEIXE O ESTRESSE DE LADO!

*"A adoção da atitude correta pode transformar
o estresse negativo em positivo."*

Hans Selye

Certo dia, uma jovem senhora chamada Penny acompanhou seu marido, Lawrence, a uma consulta médica. Na ocasião, ele estava sofrendo com dores de cabeça e insônia. Ele parecia bastante irritadiço e se mostrava geralmente mal humorado. Depois de finalizar o check-up de seu paciente, o médico pediu a Penny que entrasse sozinha em seu consultório.

Então ele disse: "Seu marido está sofrendo com elevado nível de estresse. Se você não seguir minhas instruções, ele definitivamente terá de ser hospitalizado."

"Mas como eu poderei ajudá-lo?" perguntou Penny.

O médico prosseguiu: "Para ajudá-lo a reduzir seu nível de estresse você terá de acordar mais cedo que ele e preparar-lhe um café da manhã saudável. Seja agradável o tempo todo. Prepare para ele um almoço bastante nutritivo. Quando ele chegar do trabalho, receba-o com um sorriso, não o perturbe com tarefas domésticas. Não discuta seus problemas com ele, pois isso só o deixará ainda mais estressado. Não o critique de modo algum. Ofereça a ele toda a afeição que ele necessitar, sempre que lhe pedir. Se puder fazê-lo durante os próximos 10 meses ou um ano, acredito que o ajudará a reduzir os níveis de estresse e ele voltará a ser completamente saudável."

No caminho para casa, Lawrence, que estava muito preocupado, perguntou a Penny: "Mas o que disse o médico afinal?"

E ela respondeu: "Ele disse que, aparentemente, você terá de ser hospitalizado."

****

O estresse parece realmente ter se transformado no verdadeiro dilema da vida moderna. Praticamente todas as organizações com as quais trabalhei – seja qual for país – enfrentam graves problemas relacionados ao estresse entre seus funcionários. De acordo com a American Psychological Association (APA),[1] um terço dos norte-americanos convive atualmente com níveis extremos de estresse e quase 50% da população dos Estados Unidos da América (EUA) acredita que seus níveis individuais de estresse tenham subido ao longo dos últimos cinco anos.

---

1 – Associação Americana de Psicologia. (N.T.)

Acredito que seria justo dizer que um pouquinho de pressão pode ser bastante positivo para o ser humano; sua presença pode estimular o indivíduo e até mesmo ajudá-lo a aprimorar seu desempenho em suas tarefas. Porém, o excesso de pressão ou uma exposição prolongada a situações complicadas e exaustivas, podem levar ao estresse, o que é pernicioso não apenas para a mente, como também para o corpo. Cada um reage de maneira diferente ao estresse; alguns indivíduos conseguem demonstrar maior resiliência que outros. O fato é que estresse em demasia pode, com frequência, provocar problemas de ordem física, mental e emocional.

A ansiedade e a depressão são os problemas de saúde mental mais comuns nos dias de hoje, e a maioria dos casos é provocada justamente pelo estresse. Pesquisas realizadas por instituições beneficentes de saúde mental também sugerem que um quarto da população terá de enfrentará algum problema de saúde mental ao longo da vida.

MAS, AFINAL, O QUE É ESTRESSE?

O estresse é a maneira de o seu corpo responder a qualquer tipo de exigência ou pressão. Ele pode ser causado tanto por experiências positivas quanto negativas. Ao encarar uma situação que o faz sentir-se estressado, seu corpo libera substâncias químicas que incluem o **cortisol**, a **adrenalina** e a **noradrenalina**.

Esses hormônios fornecem às pessoas mais energia e força, o que pode ser positivo caso o estresse em questão seja causado por alguma situação de risco físico iminente. Porém, isso também pode se mostrar negativo, caso o estresse ocorra em resposta a questões emocionais e não haja meios de a pessoa afetada extravasar esse excesso de energia ou força.

Muitas coisas diferentes podem causar estresse no indivíduo, portanto, a clara identificação do agente é o primeiro passo para se aprender a lidar com o problema. Veja a seguir algumas das fontes mais comuns de estresse:

Estresse de sobrevivência

Talvez você já tenha escutado a expressão **"lutar ou fugir"**;[2] trata-se de uma resposta comum ao perigo iminente, tanto por parte dos seres humanos quanto dos animais. Quando você sente medo de que alguém ou alguma coisa possa estar tentando machucá-lo, seu corpo naturalmente responde com um impulso de energia para que você consiga: 1º) sobreviver à situação (lutar) ou 2º) escapar do perigo (fugir).

Estresse interno

Você alguma vez já se preocupou com situações que acontecem e sobre as quais nada pode fazer e não exerce qualquer tipo de controle? Tenho certeza de que, de vez em quando, todos nós passamos por isso. Isso se chama estresse interno e é um dos tipos que melhor precisa ser compreendido e administrado. O estresse interno é aquele em que o indivíduo causa seu próprio estresse e sua própria ansiedade.

Como já mencionado, o estresse libera algumas substâncias químicas no sistema, e estes elementos podem se mostrar altamente viciantes. Neste sentido, algumas pessoas se tornam "viciadas em estresse," entrando em uma espécie de "euforia" provocada pelas substâncias em questão. De fato, esses indivíduos podem até mesmo procurar situações estressantes e/ou sentir-se pressionados por coisas que nem são de fato tão estressantes para a maioria. Para algumas pessoas, isso é como tomar café – um estimulante que serve como uma falsa energia ou motivação.

Estresse ambiental

Trata-se de uma resposta a situações ao seu redor que causam estresse, tais como barulho, multidões ou pressões no trabalho ou em casa. Identificar aquilo que o (a) afeta no ambiente, e aprender a evitá-lo ou a lidar com a questão, são atitudes que o (a) ajudarão a reduzir seu nível de estresse. É óbvio que algumas pessoas

---

2 – Termo cunhado em 1932 pelo fisiologista norte-americano Walter Bradford Cannon, professor e chefe do departamento de Fisiologia da Universidade de Harvard (EUA). (N.T.)

são mais suscetíveis a isso que outras, e certamente considerarão mais difícil filtrar as distrações ambientais.

Estresse no ambiente de trabalho

Esse tipo de estresse se acumula no decorrer de um longo período e pode cobrar um alto preço no próprio corpo do indivíduo afetado. Ele pode ser causado pelo tipo de trabalho realizado – **árduo demais** – ou pela carga excessiva. Outro motivo desencadeador é a falta de equilíbrio salutar entre a vida profissional e a vida doméstica de uma pessoa. O fato de o indivíduo não saber como administrar bem o seu tempo, ou como reservar horas para seu próprio descanso e relaxamento, também pode ser uma causa importante. Esse tipo de estresse pode se revelar um dos mais difíceis de evitar, já que muitas pessoas consideram que a situação como um todo está fora de sua órbita de controle.

O estresse afeta tanto o corpo quanto a mente. Indivíduos sob forte estresse podem se tornar fisicamente cansados, doentes e incapazes de se concentrar ou pensar de maneira clara. Às vezes, o estresse pode desencadear um severo estado depressivo e, inclusive, esgotamento nervoso.

Na sociedade em que vivemos, onde o ritmo é absolutamente acelerado, o "esgotamento causado por estresse" praticamente já faz parte da vida das pessoas. Aliás, parece fazer parte da vida cotidiana. Neste caso, a tecnologia pode exercer grande influência. Os telefones celulares, por exemplo – assim como inúmeras outras tecnologias modernas –, são bastante úteis em certos aspectos, mas, em outros, revelam-se uma verdadeira maldição. É cada vez mais difícil para as pessoas simplesmente se desligarem da realidade.

Obviamente, o aumento do número de doenças relacionadas ao estresse tem se tornado uma grande preocupação para muitas organizações que consideram os interesses e o bem-estar de seus funcionários como a alma de seus empreendimentos. Muitos empregadores tentam oferecer a seus colaboradores um ambiente livre de estresse. Neste sentido, eles lutam para identificar em quais setores o estresse está se tornando um problema para o pessoal e então desenvolver estratégias para lidar com a situação. Outras companhias, entretanto, ainda não perceberam a importância de fazê-lo.

O estresse no ambiente de trabalho reduz a produtividade, aumenta as pressões administrativas e faz com que as pessoas fiquem doentes, de várias maneiras. Ele também cria sérios riscos para empresários e organizações, na forma de litígios envolvendo gastos significativos com indenizações, publicidade negativa e perda de reputação. Além disso, lidar com reivindicações relacionadas ao estresse consome muito tempo da administração. Portanto, além das óbvias considerações humanitárias e éticas que permeiam a questão, há fortes razões econômicas e financeiras para que as organizações busquem administrar e reduzir o estresse no ambiente de trabalho.

SINTOMAS E CAUSAS DE ESTRESSE

Como já mencionado, muitos fatores podem desencadear o estresse. Alguns dos sintomas relacionados incluem dores de cabeça, falta de concentração, tensão muscular, aquecimento corporal, tremedeiras, brotoejas, depressão, problemas digestivos, câimbras, irritabilidade, tagarelice mental (*mind chatter*), alterações do humor, explosões emocionais, entre vários outros.

Se você tem experimentado alguns desses sintomas por um longo período, corre o risco de desenvolver **pressão alta**, o que por sua vez pode levar a ataques cardíacos e derrames.

De fato, sentir apenas um ou dois desses sintomas já pode fazer com que você se sinta frustrado e/ou ansioso, o que poderá provocar um círculo vicioso. Por exemplo, você até tenta evitar o estresse, mas sintomas como o choro frequente e/ou a tagarelice mental o fazem sentir-se irritado consigo mesmo e ainda mais estressado.

Há alguns anos, realizei algumas pesquisas sobre estresse no ambiente de trabalho. Uma de minhas principais descobertas foi de que o que torna as pessoas mais estressadas nesse tipo de ambiente são **"os outros"**. É muito interessante como outros indivíduos são capazes de nos fazer sentir estressados, seja pelo fato de nós sermos afetados pelo "vírus do estresse" por eles disseminado ou talvez por essas pessoas se transformarem em um público que nós mesmos criamos em nossas mentes, e que passa a julgar cada uma de nossas ações. Com grande frequência, temos uma percepção daquilo que acreditamos que essas outras pessoas estejam esperando de nós e, em alguns casos, colocamo-nos sob uma pressão

DEIXE O ESTRESSE DE LADO!

forte e desnecessária ao tentarmos atender às expectativas desses indivíduos que, diga-se de passagem, jamais existiram.

Pelo fato de nos sentirmos extremamente preocupados com o que as pessoas pensam a nosso respeito, há grande perigo de que coloquemos enormes pressões sobre nossos próprios ombros. É justamente por isso que a autoestima é tão importante. Neste sentido, tenho grande esperança de que os conselhos já oferecidos nos Capítulos 1 e 2 deste livro tenham sido úteis em ajudá-lo (a) a desenvolver sua autoconfiança.

Veja a seguir algumas sugestões que poderão auxiliá-lo (a) a lidar com o estresse.

1. Tagarelice mental

Uma das melhores maneiras de encarar o problema de estresse é lidando com a **tagarelice mental**. Quando a **mente subconsciente** escuta algo da **mente consciente**, ela não sabe distinguir entre o que é real e artificial. Ou seja, ela acreditará em tudo o que lhe for "dito". Sendo assim, se você disser a si mesmo que está estressado, você realmente estará. O perigo está no fato de que o estresse pode se tornar um hábito e, neste caso, você poderá associar um modo de pensar a um conjunto específico de circunstâncias. Por exemplo, se você se sentiu estressado ao passar por uma determinada situação no passado, talvez você acabe se fazendo acreditar que o mesmo irá ocorrer novamente diante de uma situação similar, o que, aliás, se transformará em uma profecia autorrealizável.

Certamente já trabalhei em ambientes nos quais o estresse é praticamente uma tendência de moda; lugares onde, em vez de simplesmente encararem e resolverem o que realmente as está incomodando, as pessoas correm de um lado para o outro como frangos sem cabeça, compartilhando com os colegas o quanto estão estressados. Considero que algumas dessas pessoas inclusive gostem de "ampliar" seus próprios níveis de estresse apenas para demonstrarem o quanto são ocupadas.

Porém, esse tipo de cultura tende a provocar uma verdadeira epidemia de estresse, já que, ao ouvir tais reclamações, todos os que estão no ambiente passam a acreditar que também deveriam sentir-se estressados. Na verdade, o melhor modo de se prevenir o estresse é, sem sombra de dúvida, trabalhar de maneira mais inteligente – não mais árdua –, sabendo escutar a si mesmo e reconhecendo a diferença.

Vale ressaltar que é muito fácil culpar a tudo e a todos ao seu redor pelo estresse que estiver sentindo. De fato, o estresse já se transformou em uma conveniente "desculpa" social: ela evita que as pessoas realmente assumam responsabilidades por suas ações e busquem por outras abordagens que poderiam inclusive tornar o etos (*ethos*) no ambiente de trabalho mais positivo. Sendo assim, sempre que você se sentir estressado em sua vida, desafie o modo como encara as situações.

2. Preocupe-se menos

Worry é a palavra inglesa para **preocupação**, **aflição** e **tormento**. Sua origem é o termo anglo-saxão *wyrgan*, cujo significado é "estrangular e sufocar até que já não haja vida."[3] O perigo em se preocupar é o fato de esse sentimento atuar como uma cadeira de balanço: ela mantém a pessoa ocupada, mas raramente a leva a algum lugar. Outro perigo é de que, à medida que você se preocupa, você acaba criando resultados estressantes em sua mente, o que serve apenas para alimentar e perpetuar seus próprios pensamentos negativos.

3. Abrace as mudanças

Uma das coisas que pode realmente estressar um indivíduo é a **ideia de mudança**. O ser humano tende a se revelar uma "criatura de hábito". Nós gostamos que as coisas permaneçam do mesmo modo, uma vez que mudanças requerem algum esforço inicial, além de grande flexibilidade. Todavia, em um mundo em constante evolução, **mudar é absolutamente inevitável**. Neste sentido, manter a mente aberta e positiva – enquanto nos concentramos nos benefícios que a mudança poderá nos proporcionar – somente irá nos ajudar a buscar novas oportunidades e crescimento pessoal. No próximo capítulo, discorrerei em mais detalhes sobre a ideia de abraçar mudanças.

---

3 – O autor se refere ao inglês mediano, praticado entre os séculos XII e XV. A partir dessa origem, costuma-se dizer que a preocupação pode matar – mas, certamente, não de maneira tão rápida quando no passado. O significado atual somente passou a ser adotado a partir do século XIX. (N.T.)

4. Seja mais assertivo

A **assertividade** é uma grande habilidade a ser desenvolvida em termos de comunicação, em especial quando não temos tempo a perder e precisamos dizer não a uma solicitação. Além disso, caso você seja um comunicador do tipo passivo, ou até agressivo, a falta de habilidade comunicacional poderá elevar seus níveis de estresse.

Um dos problemas que as pessoas enfrentam vez por outra, especialmente quando desejam que os outros as considerem positivas e trabalhadoras, é conseguir dizer não a um pedido mesmo quando já estão suficientemente ocupadas. Todavia, em prol da própria sanidade é preciso que o indivíduo se mantenha realista a respeito de sua capacidade. Pode ser que ele até consiga dar conta de parte da tarefa, mas não de toda ela. Portanto, antes de se atirar de cabeça em um compromisso, é fundamental avaliar a situação e negociar um acordo que seja positivo para todos os envolvidos.

5. Administre sua raiva

O termo **"gestão de agressividade"** tem sido bastante utilizado ultimamente. Com bastante regularidade, as manchetes de jornais e revistas são ocupadas por celebridades cujos comportamentos são mais voláteis. Atitudes impensadas claramente afetam as pessoas no ambiente de trabalho, em especial quando se manifestam através do estresse. Todavia, considerando que a raiva no ambiente de trabalho é somente um dos vários sintomas do estresse, a gestão da agressividade se revela apenas um aspecto da administração de pressões.

Em geral, a raiva é o estresse em estado de negação e, como tal, pode ser mais bem abordada por meio de aconselhamento individualizado. Treinamentos especiais podem transmitir ao indivíduo teorias e ideias bastante interessantes sobre a administração da raiva e a redução dos níveis de estresse, mas o aconselhamento individualizado se faz necessário para que as teorias se traduzam em práticas. A **administração da raiva** (e de qualquer outro comportamento emocional complicado, vale ressaltar), e do estresse que a está provocando, somente poderá ser aprimorada se o indivíduo quiser mudar por meio da aceitação, da cognição e do compromisso. Tomar consciência da situação é o primeiro requisito.

Estabelecer um compromisso com a mudança – e **identificar as causas** – já é o suficiente para que muitas pessoas façam ajustes e se aprimorem. O desejo de mudar, combinado ao reconhecimento das causas, leva a pessoa à solução para o seu problema.

6. Desenvolva hábitos alimentares mais saudáveis

Como já mencionado no capítulo anterior, é muito importante alimentar-se de maneira saudável, mantendo uma dieta equilibrada – especialmente quando se está estressado. Os alimentos e as bebidas podem exercer um enorme impacto sobre o modo como o indivíduo se sente e age. Algumas pessoas descobrem que o estresse faz com que elas exagerem nos alimentos doces e pouco saudáveis, como coberturas crocantes e biscoitos recheados. Isso provoca um *rush* (maior fluxo) de açúcar no sangue, imediatamente seguido por uma queda acentuada nos níveis de açúcar e energia, o que pode fazer com que você se sinta cansado e irritadiço, e reduzir sua capacidade de concentração.

Em contrapartida, atitudes como alimentar-se em horários regulares e não pular refeições promoverão uma enorme diferença em sua vida, pois permitirão que seu corpo libere um fluxo estável de energia ao longo de todo o dia e ainda contribuirão para o aprimoramento de sua capacidade de concentração e de seu humor.

É amplamente aceita a tese de que a deficiência nutricional prejudica a saúde do corpo, portanto, seria irrealista não esperar que o cérebro também fosse afetado por uma dieta ruim. E se o cérebro é afetado, o mesmo ocorre com seus pensamentos e sentimentos, assim como com o seu comportamento.

Uma dieta adequada e balanceada é claramente essencial, tanto no sentido de evitar causas diretas de estresse físico, via cérebro e sistema nervoso, como para reduzir a suscetibilidade ao estresse como resultado de saúde e condições ruins. Vale lembrar que alimentos processados não são tão bons quanto os frescos e naturais. Basta olhar no verso de cada pacote e verificar o número de substâncias químicas que você de fato está ingerindo ao consumi-los.

A regra é simples e inelutável: coma e beba produtos saudáveis, evite a ingestão excessiva de toxinas e isso o ajudará a reduzir o estresse e a própria suscetibilidade a esse mal. Porém, se estiver sofrendo de estresse, mas preferir não obedecer a essa regra básica, saiba que continuará a sentir-se estressado e, pior ainda, manter-se-á cada vez mais predisposto a tal condição.

Independentemente de suas preferências pessoais, é cada vez mais fácil manter uma dieta balanceada se você assim o quiser – o desafio não está em saber ou não o que é bom ou ruim, trata-se apenas de assumir um compromisso e dedicar-se a ele. Você terá apenas um corpo ao longo de toda a sua vida – cuide dele!

Evite a ingestão de cafeína

A cafeína é capaz de exacerbar e até causar o estresse, a ansiedade, a depressão e a insônia, uma vez que interfere com a adenosina, uma substância neurotrans-missora cerebral cuja função é justamente reduzir nossos níveis de ansiedade – trata-se da versão corporal de um tranquilizador. A cafeína se ancora em um receptor em busca de adenosina, sendo assim, seu uso regular pode ser suficiente para produzir ansiedade e depressão em indivíduos suscetíveis.

Reduza o consumo de bebidas alcoólicas

É possível que você beba uma taça de vinho no final de um dia extenuante e acredite que isso é um grande aliviador de estresse. Pois é melhor repensar esse conceito. O álcool, quando consumido em grandes quantidades, estimula o hipo-tálamo e as glândulas suprarrenal e pituitária. Um dos resultados de tal estimula-ção é o aumento do nível de cortisol e adrenalina no corpo. Ambos desempenham papeis significativos no reforço aos sintomas do estresse.

7. Faça mais exercícios

Os benefícios dos exercícios são diversos, como espero já ter explicitado no capí-tulo anterior. Eles não apenas liberam uma substância chamada serotonina, que faz com que você se sinta mais feliz e menos estressado, mas melhoram a circu-lação e previnem a ocorrência de derrames e ataques cardíacos. A prática de exercícios também possibilita que você libere sua raiva e frustração de uma maneira construtiva, através de um canal bastante positivo.

De modo mais específico, considera-se a caminhada uma prática bastante benéfica para o alivio do estresse, além de um método muito eficiente de controle de peso.

8. Durma bem

É perfeitamente comum que os padrões de sono de uma pessoa tornem-se desregulados quando ela está estressada. Sempre que uma **preocupação ocupa sua mente**, é provável que, mesmo quando tente esquecê-la, ela insista em permanecer ali, o que poderá causar-lhe insônia ou pesadelos. De fato, um indivíduo preocupado poderá ter dificuldades para dormir e, caso o consiga, talvez acorde algumas vezes durante a noite. Sentir-se sob pressão também poderá fazer com que a pessoa se sinta cansada e até mesmo debilitada no dia seguinte, o que, por sua vez, fará com que ela se sinta ainda mais estressada. Veja a seguir algumas dicas que o ajudarão a dormir melhor.

- **Tente ir para a cama e se levantar no mesmo horário todos os dias, mesmo nos finais de semana** – Manter um horário ajuda a reforçar o ciclo de sono do seu corpo e poderá ajudá-lo a cair no sono mais facilmente à noite.

- **Evite comer grandes quantidades de comida ou beber muito líquido antes de ir para a cama** – Opte por um jantar leve e alimenta-se cerca de duas horas antes de dormir.

- **Pratique exercícios regularmente** – Atividades físicas regulares, em especial os exercícios aeróbicos, poderão ajudá-lo a dormir mais rápido, além de tornar seu sono mais tranquilo. Porém, evite fazer exercícios menos de três horas antes de ir para a cama, pois isso poderá causar o efeito contrário.

- **Cuide para que seu quarto seja um lugar tranquilo, escuro, quieto e confortável** – Crie um espaço que seja ideal para o sono. Ajuste a iluminação, a temperatura, a umidade e o nível de barulho de acordo com suas preferências. Utilize cortinas pesadas, protetores para os olhos e/ou para os ouvidos, cobertores extras, ventilador, umidificador e/ou qualquer outro objeto que possa tornar o ambiente mais adequado às suas necessidades.

- **Escolha um colchão e um travesseiro confortáveis** – As características de uma cama confortável variam de acordo com cada indivíduo, mas certifique-se de que a sua seja perfeita para você. Se você compartilha a cama com outra pessoa, tenha a certeza de que há espaço suficiente para dois. Em geral, crianças e animais de estimação podem atrapalhar o sono, portanto, talvez você tenha de estabelecer limites quanto à frequência com que eles ocupam o espaço.

- **Adote uma rotina de relaxamento** – Repita os mesmos passos todas as noites para dizer ao seu corpo que está na hora de diminuir o ritmo e dormir. Isso pode incluir um banho relaxante, a leitura de um livro ou até uma música suave. Atividades tranquilizadoras realizadas sob uma luz menos intensa poderão facilitar a transição entre os estados **plenamente desperto** e **sonolento**.

- **Use remédios para dormir somente em último caso** – Consulte seu médico antes de tomar qualquer medicamento para dormir.

9. Ria mais

O **bom humor** é um dos meios mais rápidos para se reduzir o estresse. Isso funciona porque o riso produz substâncias muito úteis no cérebro humano. O bom humor também faz com que seu cérebro pense e trabalhe de um jeito diferente – ele distrai o indivíduo e o retira de um estado mental estressado. A distração é um meio simples e eficiente de aliviar o estresse – ela transporta seus pensamentos para longe e, assim, dispersa sentimentos estressantes.

Muitas pessoas sentir-se-ão bastante diferentes e perceberão uma mudança de mentalidade depois de rirem e serem distraídas por algo engraçado. Veja algumas dicas que irão ajudá-lo a rir mais:

- **Ria de si mesmo** – Quando pensar sobre o riso e sobre como você poderá trazer mais humor para sua própria vida, lembre-se de passar algum tempo rindo de si mesmo. Todos nós fazemos coisas estúpidas ou embaraçosas de vez em quando e uma das melhores maneiras de transformar algo negativo e uma possibilidade é rindo da situação.

- **Assista a um programa engraçado** – Esta é uma das maneiras mais fáceis de cultivar um ambiente divertido. Há inúmeros programas e filmes excelentes que poderão lhe proporcionar grande alívio.

- **Vá a um clube de *stand-up comedy*** – Melhor que assistir a pessoas engraçadas na TV é ir a um desses clubes que apresentam *shows* no estilo **comédia em pé**. Você já viu um deles? Se a resposta for negativa, recomendo que faça uma tentativa. Esses comediantes são tão espertos e inteligentes que o simples fato de você frequentar esse tipo de ambiente já o fará sentir-se melhor.

- **Ajude as pessoas a rirem de si mesmas** – Às vezes as outras pessoas se esquecem de rir de si mesmas. Alguns indivíduos se esquecem de que é possível optar por rir, mesmo quando temos vontade de chorar. Você pode ajudá-los a perceber que, de vez em quando, é melhor ver o lado engraçado da vida.

- **Encontre o lado engraçado das situações** – Às vezes, quando estamos diante de situações extremamente sérias, pode ser extremamente difícil ver o lado positivo, quanto mais o engraçado. Porém, se você tiver boa vontade, sempre será capaz de encontrar algum tipo de humor, qualquer que seja o problema.

10. Chore bastante!

Considero o choro como uma desintoxicação da alma. Quando você estiver se sentindo realmente tenso (a) e estressado (a), o ato de chorar poderá lhe fazer muito bem. Em geral, isso é mais fácil para as mulheres que para os homens. Não se tem muita informação a respeito da fisiologia do choro e/ou das lágrimas, embora muitos considerem que esse tipo de **extravasamento** – o derramamento efetivo de lágrimas – exerça um efeito poderoso sobre os níveis de estresse. Enfim, seja qual for a ciência por trás do choro, para muitas pessoas, o simples ato de cair aos prantos e exteriorizar os próprios sentimentos parece ajudá-las a liberar a tensão interna.

É uma vergonha que a atitude de muitos cidadãos em relação ao choro e às lágrimas – **reflexo de uma sociedade implacável** – impeça que muitas pessoas se beneficiem desse tipo de manifestação, mesmo quando estão sozinhas. Infelizmente, desde a mais tenra infância a maioria de nós – em especial indivíduos do sexo masculino – escuta que chorar é algo ruim, vergonhoso e até imaturo. Em minha opinião, isso é um completo absurdo.

Chorar um pouco pode, de fato, ser bastante positivo de vez em quando. Desse modo, se você ainda não descobriu os benefícios de fazê-lo, arrisque-se e veja os resultados. Talvez você se surpreenda.

11. Respire fundo

Se perceber que está se tornando deprimido, tente impedir esse processo antes que ele se estabeleça por completo: relaxe seus músculos e respire fundo algumas vezes. Comece inalando ar por três segundos e, então, expire por um tempo um pouco mais prolongado. Isso ajudará a remover o oxigênio velho de seus pulmões e a substituí-lo por ar fresco, o que, por sua vez, irá melhorar sua circulação e colocá-lo mais alerta. Repita esse exercício até sentir-se mais calmo e pronto para continuar com seus afazeres normais. Aliás, talvez seja melhor fazer algo diferente que simplesmente prosseguir com a atividade estressante durante a qual se sentiu mal em primeiro lugar.

12. Arrume tempo para relaxar

Quando uma pessoa está estressada seus músculos ficam mais tensos, o que posteriormente poderá provocar várias dores musculares. Neste sentido, quando você perceber que está ficando estressado (a), contraia seus ombros algumas vezes e então balance braços e pernas. Isso o (a) ajudará a soltar os músculos. Durante o dia, eventos e situações fatigantes – assim como posturas inadequadas – farão com que muitos dos 60 mil músculos que compõem o seu corpo fiquem mais enrijecidos. Em geral, os músculos se mantêm retesados e não relaxam de maneira automática. Isso desencadeia um sentimento de irritabilidade que, por sua vez, tensiona ainda mais os músculos, criando um círculo vicioso. É possível aprender exercícios que irão ajudá-lo (a). Um corpo relaxado reduz a possibilidade de raiva ou desespero e, consequentemente, os sintomas de estresse. Algumas pessoas afirmam que pensar em um lugar tranquilo, como uma ilha deserta ou um lago isolado, as ajudam a se acalmar, portanto, tente imaginar-se em um cenário assim. O fato é que desviar sua mente de situações fatigantes o ajudará a distrair-se do estresse e a relaxar seu corpo.

Seja qual for sua decisão, é extremamente importante que você dê a si mesmo tempo suficiente para se desligar da situação e acalmar-se, evitando assim um esgotamento nervoso. Você precisa se certificar de não ultrapassar seus limites. O estresse é capaz de cobrar um alto preço do corpo humano – assim como da mente –, e suas consequências podem ser bastante abrangentes e devastadoras. Portanto, quando sentir que está ficando estressado, interrompa suas atividades e concentre-se no que irá fazer para aliviar os sintomas. Explore as melhores alternativas para o seu caso, pois isso não apenas lhe possibilitará evitar ficar estressado ou irritado, mas também lhe permitirá colocar-se no controle da situação.

Deixe o estresse de lado!

- ✓ Escute sua tagarelice mental e evite o estresse autoimposto.
- ✓ Seja positivo em relação a mudanças e busque pelos benefícios que elas proporcionam.
- ✓ Seja mais assertivo no modo como você se comunica e lida com as situações.
- ✓ Administre de maneira mais eficiente seu tempo e sua própria produtividade.
- ✓ Aprenda a lidar com suas emoções e tente ver o lado mais leve das situações.
- ✓ Adote uma dieta mais saudável e balanceada e evite consumir cafeína e álcool em quantidades excessivas.
- ✓ Saia para caminhar ao ar livre e faça exercícios.
- ✓ Certifique-se de garantir para si mesmo um sono de boa qualidade por um período de 6 a 8 horas por noite.
- ✓ Respire fundo e mantenha o controle sobre a própria respiração.
- ✓ Explore técnicas de relaxamento e separe algum tempo para você todos os dias.

"Repouse. Um campo devidamente descansado proporciona uma colheita abundante."

Ovídio

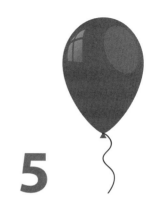

5

LIDANDO COM MUDANÇAS

"Não é o mais forte da espécie que sobrevive, tampouco o mais inteligente, mas aquele que se mostra mais adaptável a mudanças."

Charles Darwin

Certo dia, um homem chamado Nicholas encontrou um pequeno casulo de borboleta. Como jamais em sua vida tivera a oportunidade de acompanhar um processo de metamorfose, ele decidiu guardá-lo, colocando-o cuidadosamente sobre sua escrivaninha. No dia seguinte, uma pequena fenda se abriu no casulo. A partir daí, o rapaz sentou-se diante da crisálida e, ao longo de várias horas, observou a luta da borboleta para se espremer pelo pequeno buraco. De repente, entretanto, o bichinho pareceu já não fazer nenhum progresso em sua empreitada – a borboleta estava presa.

Foi então que Nicholas decidiu ajudar o inseto. Com um par de tesouras, ele abriu o casulo e a borboleta logo emergiu com grande facilidade. Porém, algo parecia estranho. Ao examinar o inseto mais de perto, o rapaz logo percebeu que o corpo estava inchado, enquanto suas asas estavam murchas e enrugadas. Nicholas continuou observando a borboleta, na expectativa de que ela se desenvolvesse normalmente.

No entanto, a situação não mudou. A situação da borboleta não mudou e ela jamais conseguiu voar. Por conta de sua tentativa de ser generoso – e de sua impaciência – Nicholas não percebeu que a luta da borboleta para sair do casulo era justamente a maneira que a natureza encontrara para espremer todo o fluido do corpo do inseto para suas asas, permitindo assim que ele voasse.

Como uma pequena muda que se torna cada vez mais resistente ao ser soprada pelo vento, para também nos transformarmos em indivíduos mais fortes, todos nós precisamos, pelo menos de vez em quando, enfrentar dificuldades na vida.

****

Às vezes, o **processo de transformação** pode se revelar bastante complicado – uma verdadeira batalha. De fato, nossa força e nossa capacidade para administrar mudanças de maneira ao mesmo tempo positiva e confiante, têm se revelado habilidades cada vez mais cruciais. As mudanças podem produzir todos os tipos de reações no ser humano. Alguns indivíduos as abraçam de peito aberto. Eles as consideram verdadeiramente excitantes – algo que lhes abrirá novas portas e revelará novas oportunidades na vida. Outros, em contrapartida, que talvez tenham alcançado resultados negativos por meio de mudanças, se revelam bem mais resistentes a elas.

LIDANDO COM MUDANÇAS 63

Ao lidarmos com mudanças é muito importante não permitirmos que ocorrências do passado obscureçam nossas perspectivas. Reconhecer claramente tudo aquilo de que teremos de abrir mão é fundamental. Porém, manter um foco claro em tudo aquilo que ganharemos é a melhor abordagem. Além disso, aceitar de antemão o fato de que ao longo do processo teremos de experimentar uma grande variedade de emoções é uma atitude sensata. Um fato é absolutamente inevitável na vida – **as coisas mudam**. Neste sentido, aprender a seguir o fluxo natural das águas e a se manter na crista da onda, tornará nossa jornada bem mais agradável, interessante e positiva.

AS MUDANÇAS E A VIDA MODERNA

Aparentemente, a vida nos anos 2010 tem nos empurrado para dentro de um mundo em rápida evolução, em que o ritmo das mudanças se mostra cada vez mais acelerado – mais do que em qualquer outro período da história humana. Todos os aspectos de nossas vidas estão mudando. Isso inclui o modo como trabalhamos, nos comunicamos, fazemos nossas compras, nos alimentamos e, para a maioria das pessoas, o modo como vivemos nossa vida cotidiana.

Em contraste com o passado, o normal agora é mudarmos não apenas de trabalho, mas de carreira – e **várias vezes**. Nos dias de hoje, as pessoas já não consideram estranha a ideia de se mudar para outros lugares, e não apenas em seus próprios países, mas internacionalmente. É cada vez mais comum indivíduos se casarem mais de uma vez e terem mais de uma família. É como se tentássemos embutir várias vidas em uma única existência.

Nunca antes tantos de nós precisaram lidar com tantas decisões radicais, em tantas áreas distintas, de maneira tão consistente e em um ritmo tão célere. Por conta disso, um dos maiores desafios de nossos tempos tem sido justamente desenvolver nossa habilidade para lidarmos com as mudanças.

Encaremos a situação: a única coisa da qual podemos ter **certeza absoluta** é de que haverá **mudanças contínuas na vida de cada um de nós**. Em determinados momentos, elas serão mínimas; em outros, as transformações serão gigantescas. O fato é que, em algum ponto de nossas vidas, todos nós enfrentaremos algum tipo de alteração. É algo inelutável e que simplesmente não pode ser evitado.

Aliás, trata-se de um processo que não pode ser retardado e cujo ritmo não pode ser diminuído. Todavia, é possível aprender a administrá-lo, desde que se tenha um pouco de conhecimento e habilidade, e se esteja disposto a esforçar-se.

Na verdade, as mudanças fazem parte de um critério vital de seleção para qualquer forma de evolução ou crescimento, seja no que diz respeito a indivíduos, a comunidades, a sociedades, a países ou ao mundo como um todo. Sem mudanças não pode haver movimento ou crescimento, seja de caráter pessoal ou global.

Assim como a natureza se encontra em um ciclo perpétuo de mudanças, nós – enquanto membros dessa mesma natureza – também mudamos de maneira constante. De fato, as transformações contínuas não são apenas uma certeza da vida, mas algo absolutamente necessário para garantir nosso crescimento, nossa evolução e nosso bem-estar geral.

MUDANÇAS E SOFRIMENTO

É crucial compreendermos a relação entre **mudança** e **sofrimento**. Não importa o quão positivos sejam uma experiência ou o resultado de uma mudança, o processo ainda implicará em algum tipo de perda. Quando algo muda, perdemos o "jeito velho" de ser ou o "velho conjunto de circunstâncias," o que inevitavelmente irá provocar em nós certo grau de amargura.

Há muitos anos, pessoas portadoras de doenças terminais representavam um verdadeiro embaraço para os médicos. A simples existência de um paciente que já não podia ser curado era evidência clara da falibilidade do profissional da medicina. Por conta disso, os médicos regularmente afastavam-se dos moribundos com a desculpa de que nada mais poderia ser feito para ajudá-los.

Na contramão dos tempos, a psiquiatra suíça Elizabeth Kübler-Ross resolveu desafiar essa prática tão pouco generosa. Neste sentido, ela costumava passar muito tempo ao lado de pacientes terminais, tanto com o intuito de confortá-los como de estudá-los, e escreveu um livro intitulado *Sobre a Morte e o Morrer*[1], o qual inclui um modelo contendo diferentes estados emocionais, aos quais ela se referia como **"ciclo de sofrimento"** (*grief cycle*).

---

1 – Editora Martins Fontes, 1987. Título original *On Death and Dying*. (N.T.)

Em seus estudos ela observou que esse ciclo emocional não era exclusivo a pacientes em estado terminal, mas afetava outras pessoas que enfrentavam mudanças percebidas como negativas.

Desde então, o modelo básico do "ciclo de sofrimento" tem sido desenvolvido por várias organizações. O objetivo é facilitar o entendimento da verdadeira montanha-russa emocional encarada por pessoas que experimentam mudanças em suas vidas. Entre os estágios-chave estão:

- **Choque** – que pode representar a paralisação inicial ao ouvir a notícia ruim.

- **Negação** – que é muito comum quando a pessoa está tentando evitar o inevitável.

- **Raiva** – que pode ser causada pela frustração e a liberação de uma emoção até então contida.

- **Negociação** – que diz respeito à busca por uma saída ou alternativa.

- **Depressão** – quando a realidade é percebida como negativa.

- **Aceitação** – quando o indivíduo está preparado para seguir em frente.

O grande problema com esse ciclo está no fato de as pessoas geralmente ficarem presas a uma das fases. Elas podem ficar empacadas no estágio de negação, jamais abandonando a posição de "não aceitação" do fato. Isso pode ocorrer, por exemplo, quando o indivíduo perde o emprego, mas continua a fazer o mesmo trajeto para o trabalho todos os dias e permanecendo sentado em um banco do parque durante todo o período.

Ficar preso no estágio de negação é bem comum em culturas mais "controladas", onde a ideia de expressar raiva não é aceitável. O indivíduo pode até se sentir furioso, mas reprime o sentimento, o que, aliás, não é nada saudável.

Compreender o ciclo de sofrimento pode nos ajudar não apenas a mapear em que estágio nos encontramos ao experimentarmos uma determinada mudança, mas a entender a razão pela qual estamos sentindo essa emoção específica. Isso também pode nos auxiliar para que sejamos mais empáticos em relação a outras pessoas quando testemunharmos determinadas reações por parte delas. A chave, portanto, é estarmos **conscientes**. Porém, como no caso de qualquer emoção negativa ou prejudicial, é preciso enfrentá-la da maneira mais positiva e rápida possível, afinal, nada poderá ser alterado até que realmente aceitemos a situação.

"A condenação não liberta o indivíduo – ela o oprime."

Carl Jung

Concentrar-se nas recompensas que as mudanças poderão lhe trazer se revelará bastante útil.

OS BENEFÍCIOS DAS MUDANÇAS

Pessoas de todas as áreas e idades – grandes líderes, inventores, pioneiros, inovadores e construtores – já aprenderam como se beneficiar dos ventos que trazem as mudanças. De fato, cada importante sucesso, seja em qualquer área da vida humana, será de algum modo atingido por meio de um aprendizado que promova não somente uma adaptação bem-sucedida à mudanças como a aceitação do potencial que elas representam.

O paradoxo, às vezes, pode estar no fato de que, embora desejemos que as coisas melhorem não nos sentimos suficientemente preparados para abandonar nossa própria **zona de conforto** e fazer as alterações necessárias para alcançar nossos objetivos. Às vezes é preciso correr riscos e se aventurar. Lembro-me de uma frase brilhante do empresário norte-americano Henry Ford. Ele disse: **"Se você continuar fazendo o que sempre fez, certamente continuará a obter os mesmos resultados que garantiu no passado."** Encaremos então a situação: se a vida continuasse sempre igual e nada jamais mudasse, ela não seria um tanto entediante?

Há vários benefícios nas mudanças, e é preciso que nos concentremos neles sempre que a situação se revelar um pouco desencorajadora. Veja a seguir alguns benefícios das mudanças.

Elas são capazes de:

- Ajudá-lo a ser mais versátil e a aprender a nadar de acordo com a maré, o que, às vezes, é algo bastante positivo.

- Ensiná-lo a se mostrar mais flexível – "Abençoados os flexíveis, cuja forma jamais será deturpada." (Michael McGriffy) As mudanças podem torná-lo bem mais esperto. Veja que se as coisas nunca mudassem, você jamais aprenderia nada novo. Cada vez que você aprende uma nova habilidade, mesmo que seja apenas como se tornar mais adaptável, você se transforma em uma pessoa mais inteligente do que era no dia anterior. As mudanças nos fazem lembrar de que tudo é possível. É tão fácil ficar emperrado em um emprego detestável, em uma casa desconfortável ou talvez até mesmo em um relacionamento no qual você já não se sente plenamente feliz. Quando você vê as coisas mudarem, seja em sua vida ou na de outra pessoa, é encorajador saber que **nada permanece igual para sempre**. As mudanças promovem crescimento e oportunidades para adotarmos novas abordagens para a solução de problemas e o encontro de soluções, o que é muito útil diante de alguns dos desafios que enfrentamos nos dias de hoje.

- Desafiar mentalidades mais conservadoras, podendo, inclusive, facilitar o crescimento pessoal de uma forma bastante positiva.

- Ajudá-lo a responder melhor a pressões negativas internas e externas.

Porém, acima de tudo, as mudanças nos oferecem novas oportunidades e nos abrem caminho para novas conquistas. Quanto mais mantivermos nossas mentes abertas, mais benefícios conseguiremos abraçar.

ADMINISTRANDO AS MUDANÇAS

A administração das mudanças pessoais começa pela clara compreensão daquilo que nossos valores e compromissos inconscientes – ou **ocultos** – realmente significam. De fato, este será nosso maior obstáculo para nos tornarmos abertos e receptivos a mudanças. Desde a mais tenra infância, todos nós desenvolvemos nosso próprio mapa interior da realidade. É através dele que compreendemos, interpretamos e nos relacionamos com o mundo exterior.

Nossa capacidade de nos mostrarmos conscientes – ou de estarmos cientes – de nosso mapa interior, e, particularmente, o modo como criamos nossas experiências de vida a partir dele, são determinados pelo nosso nível de autoconsciência. Sendo assim, trabalhar no sentido de aumentar nossos níveis de autoconsciência (como já observado no Capítulo 2) é uma tarefa bastante útil.

Entretanto, o modo como a maioria de nós – na maior parte do tempo – percebe seu mundo é um processo inconsciente. Em pleno acordo com o mapa interior individual, cada um de nós possui seus próprios compromissos internos com suas prioridades pessoais. Estas já terão se desenvolvido ao longo dos anos, de acordo com as experiências negativas e positivas que tivermos enfrentado no passado.

Nossos compromissos internos e ocultos ostentam alto grau de prioridade, e certamente irão sobrepujar quaisquer outras intenções que possam estar em conflito com eles. Afirmamos que tais compromissos são prioritários pelo fato de eles estarem inextricavelmente associados à percepção interior oculta que guardamos a respeito de nossas necessidades e de nossa segurança física, psicológica, social e/ou emocional. Esse compromisso oculto está quase sempre fora de nossa consciência.

A maneira mais rápida e fácil de identificarmos nossa resistência interna é observando nossas reações e nosso comportamento diante de nossas próprias tentativas de realizar mudanças. Tomar notas de como reagimos diante de certas situações irá nos ajudar a processar as informações obtidas de modo que possamos compreender melhor a nós mesmos. A forma mais valiosa de inteligência é a pessoal – ela nos fornecerá todas as informações de que precisaremos para decidir o que de fato desejamos mudar em nossas vidas.

Cada mudança, seja ela grande ou pequena, exerce algum impacto. Às vezes o problema com a mudança está no seu efeito de agrupamento (*cluster effect*). Com frequência, uma mudança parece vir acompanhada por várias outras. Neste sentido, você poderá se sentir como se todo o seu mundo estivesse se transformando.

Aprender como lidar com mudanças de modo mais efetivo e eficiente irá ajudá-lo a se mostrar mais bem equipado e mais positivo quando elas ocorrerem em sua vida. Veja a seguir alguns pontos que devem ser considerados:

1. Abrace as mudanças

Esta citação de Leon Tolstoi merece reflexão: "Raramente um homem muda sua própria vida valendo-se de seu raciocínio habitual. Independentemente do quanto ele possa perceber os novos planos e objetivos revelados a ele pela razão, ele ainda continuará a percorrer velhos caminhos até que sua vida se torne absolutamente frustrante e insuportável. Somente então ele implementará as mudanças necessárias – quando sua vida já não puder ser tolerada." Infelizmente, acredito que isso seja verdade. De fato costumamos **procrastinar** para tentar adiar o inevitável. O grande perigo, entretanto, é o de perdermos tempo valioso em nossas vidas, nos tornando pessoas tristes, quando poderíamos abraçar as mudanças e ser felizes.

2. Mantenha a mente aberta

Sua **mente** é como um **paraquedas**: funciona melhor quando está aberta. Às vezes arrastamos a pesada bagagem do passado, amontoando-a sobre situações presentes, sem mantermos nossa mente aberta ou adotarmos uma perspectiva mais moderna. Algo que, com frequência, escuto de indivíduos que resistem a mudanças é: "Bem, nós já tentamos isso antes e não funcionou." Cada situação é diferente, portanto, o fato de algo não ter funcionado da última vez não significa que não irá funcionar dessa vez.

3. Prepare suas emoções

Aceite o fato de que talvez você fique mais **sensível** durante o processo de mudança. Diante delas talvez você se sinta infeliz, com medo, inseguro, indeciso, frustrado. Em contrapartida, é possível que você fique entusiasmado, eufórico, satisfeito e até mesmo estimulado. Qualquer uma dessas emoções exercerá um impacto sobre seus níveis de energia, portanto, é fundamental que você se prepare para enfrentá-las.

4. Relaxe e siga a maré

Às vezes as mudanças acontecem e não temos nenhum controle sobre elas. Diante disso, é preciso escolher o modo como irá responder à situação. Se optar por resistir às mudanças e se manter duro e inflexível, certamente será bem mais difícil e até doloroso. Sendo assim, **seguir a maré** é, às vezes, a melhor solução. Isso poderá ajudá-lo a pensar em si mesmo como um barco deslizando nas águas em meio a uma tempestade violenta: se colocar-se contra as ondas, elas o destruirão, mas, se resolver obedecê-las, elas o guiarão de volta para casa.

5. Seja positivo

Manter uma **atitude positiva** em relação a mudanças é a mentalidade mais adequada. Se adentrarmos uma situação de mudança acreditando que o resultado será negativo, certamente torna-se mais provável que experimentemos resultados negativos. Embora seja importante compreender algumas das armadilhas e alguns dos riscos envolvidos, também é crucial nos concentrarmos nos resultados positivos.

6. Mantenha a calma e siga em frente

Essa antiga expressão é bastante inteligente. Algumas pessoas literalmente entram em pânico quando mudanças acontecem, pois estas desestabilizam totalmente o mundo em que elas vivem. Se mudanças estiverem ocorrendo com você e se revelarem profundas, então se concentre em **manter em sua vida** o maior número de coisas e situações familiares que lhe for possível, como um lembrete de tudo aquilo que não está sendo alterado. Mantenha sua rotina diária, visite pessoas com as quais costuma conviver e mostre a si mesmo que nem tudo em sua vida precisa mudar.

7. Obtenha apoio

Você não precisa tentar lidar sozinho com a situação nem manter seus sentimentos em segredo, o que, aliás, pode ser completamente inútil – a atitude de reprimir emoções pode causar estresse. Converse sobre o fato, peça um abraço, tente observar a situação por outro ângulo e tente restaurar sua confiança. Nos dias de hoje, "bancar o forte" não lhe garantirá nenhum prêmio especial, pelo contrário, apenas o forçará a resolver seus problemas sozinho. Obter **apoio** significa encontrar a **coragem de pedir ajuda**. Um amigo que lhe apoie poderá se revelar um importante tônico. Além disso, ele poderá ajudá-lo a ver a situação com outros olhos.

8. Desafie suas perspectivas

Às vezes nossa visão de uma determinada situação se revela bastante estreita. Afinal, ela é percebida através do nosso próprio conjunto de filtros, e é bem provável que a comparemos a situações vivenciadas anteriormente. Neste sentido, é muito importante que examinemos tudo a partir de **diferentes ângulos**. Tenha cuidado para que seus pensamentos não fiquem presos em uma via de mão única. Sempre haverá outra abordagem ou perspectiva para qualquer situação.

9. Divida a mudança em partes

Se estiver lidando com uma grande mudança, tente **dividi-la em partes** menores sempre que possível. Por exemplo, a mudança de imóvel, o casamento ou o divórcio implicam em vários estágios. Quando se sentir sufocado pelo todo, concentre-se na fase específica em que estiver no momento, não no quadro geral.

10. Faça um plano

Mudanças podem nos sobrecarregar, em especial quando nossa mente permite que os pensamentos corram soltos e em ritmo acelerado. Começamos a imaginar todas as coisas que poderiam acontecer de errado e então a prever todo o tipo de catástrofe. E antes de percebermos, já nos sentimos completamente fora de controle. Um bom modo de retomá-lo, e sossegar a mente, é fazer um **bom plano de tudo** o que temos de fazer – trata-se de um **plano de contingência**. Anote tudo o que precisar, de modo que consiga realmente observar cada passo a sua frente. Em geral, o que mais nos amedronta é aquilo de que não sabemos ou que não conseguimos visualizar – e isso se torna ainda pior quando nossa imaginação é fértil.

11. Mantenha o objetivo final em mente

O processo de mudança, como experimentada pela borboleta, pode ser doloroso. Talvez você já tenha escutado a expressão "aquilo que não nos mata, nos torna mais fortes." De fato, às vezes temos de encarar alguma dor para conseguirmos apreciar as recompensas. Conforme as transformações acontecem, e enfrentamos desconfortos, é importante nos lembrarmos de que os tempos ruins passarão. Toda mudança, independentemente do seu tamanho e/ou profundidade, **chega ao fim diante de novas circunstâncias** que se estabelecem e se tornam familiares. O fato é que, um dia, sua vida voltará ao estado normal.

AS MUDANÇAS E OS OUTROS

Um fato precisa ser bem compreendido: tentar mudar outras pessoas é algo que pode se revelar absolutamente odioso. Às vezes podemos nos sentir frustrados em relação aos outros, sejam eles membros de nossa família, relacionamentos ou colegas de trabalho. Porém, se investirmos energia em demasia criando expectativas quanto ao modo como gostaríamos que as pessoas fossem e agissem, e tentando transformá-las, estaremos criando uma armadilha para nós mesmos, e abrindo espaço para enormes desapontamentos. Simplesmente focar nos pontos positivos das outras pessoas, oferecendo-lhes *feedback* construtivo, poderá ajudá-las bastante. Porém, tome cuidado para não gastar energia demais com os outros, quando poderia estar investindo em mudanças e melhorias para si mesmo. Em resumo, é melhor que você mesmo seja a mudança que tanto almeja, encorajando os outros a mudarem por meio de boas ações e bons exemplos.

Haverá ocasiões em sua vida em que você mesmo será o catalisador de mudanças. Talvez nesse momento você tenha de direcionar e apoiar os que estiverem ao seu lado. Todavia, isso pode se revelar uma tarefa bastante desafiadora, em especial quando tiver de enfrentar resistências por parte das pessoas. Neste sentido, compreender claramente as sensações e os envolvidos no processo de mudança lhe proporcionará imediata empatia – além de um ótimo ponto de partida.

O gerenciamento das expectativas poderá se tornar o maior desafio para os agentes de mudança. Neste caso, o segredo estará na manutenção de uma comunicação constante. Haverá momentos em que você terá de oferecer direcionamentos mais de uma vez – e fazê-lo de maneiras distintas. Estar consciente de que algumas pessoas estarão experimentando o fator medo irá ajudá-lo a transmitir sua mensagem de modo a diminuir a ansiedade.

Enfatizar os benefícios envolvidos é um bom modo de auxiliar as pessoas a perceberem as possibilidades que se apresentam diante delas, assim como de encorajá-las a participar.

Entretanto, também é fundamental satisfazer os mais realistas e também aqueles que adotam uma abordagem mais pessimista, ou esses indivíduos poderão se sentir desconfortáveis e forçados a seguir em um determinado caminho. É preciso, portanto, reconhecer os riscos envolvidos e avaliá-los cuidadosamente.

Um fato inevitável é o de que cada um de nós irá experimentar algum tipo de mudança em algum momento de sua própria vida. Para alguns o processo será mais fácil que para outros, e cada um irá lidar com a situação de maneira diferente. Resistir a alterações sobre as quais não temos nenhum controle pode ser prejudicial. Em contrapartida, aprender a navegar por águas turbulentas nos será extremamente útil. Todos nós precisamos assumir responsabilidades pelo modo como respondemos às situações na vida e pela maneira como isso poderá afetar os outros. Se demonstrarmos a coragem de abraçar as mudanças, daremos àqueles que ainda estão lutando o apoio e a força de que tanto precisam para se tornarem bem-sucedidos.

Também é bem útil nos lembrarmos do seguinte: se você não gosta de uma determinada coisa, mude-a; se não puder mudá-la, mude o modo como pensa em relação a ela. Você exerce muito mais controle na vida do que pensa.

Lidando com mudanças: principais dicas

✓ Abrace as mudanças para garantir o melhor em sua vida.
✓ Mantenha sua mente aberta para todas as oportunidades que as mudanças poderão lhe trazer.
✓ Compreenda as emoções que as mudanças poderão evocar e prepare-se mentalmente para elas.
✓ Entenda o ciclo de sofrimento e os estágios-chave que poderão afetá-lo.
✓ Relaxe e siga a maré sempre que não puder controlar uma determinada situação.
✓ Seja positivo e busque pelos benefícios das mudanças, concentrando-se neles.
✓ Mantenha a calma e siga em frente; administre as mudanças de maneira mais prática.
✓ Leia e se inspire em histórias de indivíduos que enfrentaram mudanças em suas vidas.
✓ Divida as grandes mudanças em estágios para tornar as coisas mais fáceis; faça um plano de contingência.
✓ Consiga o apoio de outras pessoas e converse com elas sobre o modo como se sente; obtenha outras perspectivas da situação.

"Seja você a mudança que espera ver no mundo."

Mahatma Gandhi

6
CAPACIDADE DE RECUPERAÇÃO

"O que importa não é a profundidade da queda e sim a altura que se consegue saltar depois de tocar o fundo."

Autor desconhecido

Certo dia, uma jovem chamada Sara resolveu visitar sua mãe, Elizabeth. Na ocasião, a moça parecia triste e aborrecida. Ela acabara de ser informada de que perderia o emprego. Além disso, estava completamente sem dinheiro e havia se separado do namorado. Desanimada, Sara disse à mãe que estava cansada de lutar e que pretendia desistir de tudo.

A mãe escutou aquelas palavras com paciência e então disse à filha que queria mostrar-lhe algo. Elizabeth levou a jovem até a cozinha, pegou três recipientes e os encheu de água, colocando-os sobre o fogão para aquecê-los.

Depois disso, ela posicionou uma cenoura dentro do primeiro, um ovo no segundo e, finalmente, uns grãos de café no terceiro.

Por algum tempo as duas mulheres permaneceram ali, de frente para o fogão, contemplando o processo de fervura. Depois de uns quinze minutos, Elizabeth desligou o fogo dos três recipientes e, em seguida, retirou a cenoura do primeiro e a colocou em uma travessa. Então foi a vez do ovo, que foi pescado e posicionado em um prato. Finalmente, o café foi retirado do recipiente, com a ajuda de uma concha, e despejado em uma xícara.

Posteriormente, Elizabeth voltou-se para a filha e perguntou-lhe: "Diga-me, o que você vê?"

Então a filha respondeu: "Uma cenoura, um ovo e café."

Mas Elizabeth fez com que sua filha se aproximasse um pouco mais dos três elementos e pediu-lhe que tocasse primeiramente na cenoura. Sara atendeu ao pedido da mãe e logo percebeu que o legume estava amolecido. Em seguida Elizabeth instruiu a filha para que pegasse o ovo e tentasse quebrá-lo. Mas depois de retirar a casca, a jovem observou que tinha em mãos um ovo já cozido e, portanto, endurecido. Por fim, a mãe sugeriu à filha que experimentasse o café, e logo a jovem sorriu ao apreciar o delicioso aroma.

Sara olhou para a mãe e perguntou-lhe: "Afinal, o que você está tentando me mostrar?"

Elizabeth explicou à filha que, embora todos aqueles elementos tivessem sido expostos às mesmas adversidades – ficando submersos em água fervente –, cada um deles reagira de modo distinto.

CAPACIDADE DE RECUPERAÇÃO 77

A cenoura, que antes de ser colocada no recipiente era rígida, forte e inflexível, tornou-se macia e frágil após a fervura. Em contrapartida, o ovo, que se mostrara tão delicado em sua casca branca e protegido por seu interior líquido, tornou-se rígido depois de algum tempo no recipiente. Já os grãos de café se revelaram absolutamente únicos. Depois de alguns minutos no líquido quente, foram eles que transformaram a água.

Então, olhando para a filha, Elizabeth perguntou: "Qual deles a representa melhor? Quando diante de uma adversidade, como você responde a ela? Você é como uma cenoura, um ovo ou grãos de café?

Sara mostrou-se confusa, então sua mãe sugeriu que a jovem fizesse a si mesma as seguintes perguntas:

Seria eu como uma cenoura, cuja aparência é forte, mas, diante da dor e da adversidade, esmorece e se torna frágil e desprovida de resistência?

Seria eu como um ovo, que no início apresenta um coração maleável, mas então, submetido ao calor intenso, se transforma em algo inflexível? Em outras palavras, seria eu a dona de um espírito fluido que, depois de uma perda, uma separação ou alguma dificuldade financeira, permite que seu interior fique endurecido e amargurado, com um espírito inflexível e um coração petrificado – a despeito da casca intacta?

Ou seria eu como os grãos de café? Vale lembrar que são os grãos de café que alteram as características da água quente, não o contrário – quando a água esquenta, ela libera o aroma e o sabor dos grãos, que, por sua vez, operam justamente sobre a maior causadora de sua dor. Neste sentido, se você é como o café, diante de situações ruins, você não apenas se transforma em uma pessoa cada vez melhor, mas também muda toda a situação a seu favor.

Em resumo, diante de um momento de escuridão e de grandes desafios, será que você é capaz de se elevar a outro nível?

****

Afinal, como você lida com as adversidades? Você se comporta como uma cenoura, um ovo ou um punhado de grãos de café?

Possuir a habilidade de se recuperar dos desafios enfrentados diariamente não é apenas útil. Na verdade, isso tem se tornado algo cada vez mais necessário em um mundo no qual deparamos continuamente com tantos problemas. Quando o assunto é lidar com a vida moderna, a **resiliência pessoal** parece ocupar um lugar de destaque em nossa agenda.

Com certeza posso atestar os benefícios intrínsecos ao desenvolvimento da capacidade de recuperação. De fato, ser capaz de se levantar após uma queda, sacudir a poeira e seguir em frente é uma habilidade essencial para se garantir uma vida feliz. Trata-se, aliás, de uma característica crucial para a sobrevivência. Você já deve ter escutado a expressão **"sobrevivência do mais apto"**. Todavia, particularmente, sinto-me mais inclinada a utilizar **"sobrevivência do mais flexível"**. Quanto mais rápido conseguimos nos recuperar dos pequenos dramas da vida, melhor nos revelamos.

Ao que sabemos, cada um de nós tem apenas uma vida, e ela é preciosa demais para que percamos tempo lambendo nossas feridas, quando poderíamos investir nossos esforços em nossa própria recuperação e abraçando as maravilhas que estão ao nosso alcance todos os dias.

RESILIÊNCIA PESSOAL

A palavra resiliência tem sua origem no termo latino *resilio*, cujo significado é "voltar ao estado natural ou anterior" ou "saltar para trás". Ela é usada no dia a dia para descrever nossa habilidade de lidar com adversidades. Algumas pessoas a descrevem como a capacidade de um indivíduo/objeto dobrar, sem quebrar, mesmo sob forte pressão ou dificuldade; a habilidade de perseverar e se adaptar diante de desafios. Essa mesma capacidade também nos ajuda a nos tornarmos mais abertos e dispostos a aproveitar novas oportunidades. Neste sentido, ser resiliente significa mais do que simplesmente sobreviver – é deixar o que não importa para trás e aprender a crescer.

Uma pessoa resiliente não consegue apenas lidar com experiências difíceis à medida que elas acontecem, mas também se recuperar rapidamente do ocorrido e retornar ao seu estado anterior. A boa notícia é que cada um de nós é plenamente capaz de desenvolver sua própria resiliência, bastando para isso que saiba administrar seus pensamentos, seus comportamentos e suas ações.

PESQUISANDO A RESILIÊNCIA

Ao longo das últimas décadas, psicólogos descobriram que os elementos da resiliência natural podem ser identificados. A partir desse conhecimento, tornou-se perfeitamente possível desenvolver métodos para ajudar pessoas que apresentam baixa resiliência. Em um mundo repleto de estresse e em constante transformação, o aumento da resiliência de indivíduos e comunidades pode ajudar a inocular o planeta contra a depressão e outras doenças mentais, enquanto eleva não somente os níveis de autoconfiança e realização pessoal, mas também a produtividade geral das pessoas.

A American Psychological Association (APA), que desde os ataques terroristas ocorridos nos EUA em 11 de setembro de 2011, tem estudado cuidadosamente o conceito de resiliência, o define como a **habilidade** de o ser humano se adaptar bem diante de adversidades, traumas, tragédias, ameaças e fontes de estresse como pressões no trabalho e problemas de saúde, com a família e nos relacionamentos pessoais.

Ao utilizar a palavra resiliência, a maioria de nós o faz de maneira consideravelmente vaga ou imprecisa. Com frequência, o objetivo é transmitir a mesma ideia implícita em termos como "resistente", "duro", "irreprimível", "vigoroso" e/ou "capaz de perseverar". Os psicólogos, em contrapartida, empregam-na de modo bem mais preciso.

William Frankenburg, um dos grandes responsáveis pelas pesquisas na área de resiliência, foi o pioneiro em adotar uma abordagem que se baseia em traços resilientes e que, inclusive, os reforça. A teoria sobre resiliência positiva rejeita a ideia de que o risco é algo a ser evitado. Em vez disso, ela se concentra nos fatores que promovem o bem-estar do indivíduo que enfrenta uma adversidade. No lugar de adotar uma postura defensiva em relação aos riscos, a teoria de resiliência parte do princípio de que a vida, com todos os seus altos e baixos, existe para ser totalmente abraçada. Neste sentido, ela defende a ideia de que lidar com riscos e se recuperar das adversidades da vida são atitudes bastante positivas para cada um de nós.

COMO ANDA SUA CAPACIDADE DE RECUPERAÇÃO?

Você ostenta o "fator recuperação", ou seja, a capacidade de se levantar, se manter calmo e seguir em frente? Ou será que você considera desafiadora e exaustiva a tarefa de se recuperar de uma eventual adversidade? Você alguma vez já teve vontade de simplesmente desistir de tudo?

Talvez você se faça as seguintes perguntas: "Por que algumas pessoas prosperam diante de desafios e problemas, enquanto outras entram em pânico e se fecham em si mesmas? E por que será que alguns indivíduos conseguem alcançar o outro lado do rio em segurança enquanto outros lutam para não se afogar ou acabam até sucumbindo nas águas turbulentas da vida?"

A maioria acredita que uma combinação perfeita entre inteligência, longas horas de trabalho e profunda experiência levará as pessoas ao sucesso. Na verdade, isso ocorrerá com indivíduos resilientes e capazes de lidar melhor com os grandes desafios da vida, como mudanças constantes, reviravoltas, problemas financeiros iminentes, prazos vincendos, discussões, brigas e pressões incessantes.

A boa notícia é que, embora algumas pessoas pareçam já ter nascido com mais resiliência que outras, aquelas cujo nível é inferior podem aprender como aprimorar suas habilidades para lidar com situações complicadas, superá-las e florescer enquanto seres humanos.

Isso requer prática e esforço, mas certamente valerá a pena caso você queira extrair o máximo de sua vida e lidar melhor com todos os obstáculos que irão surgir em seu caminho.

COMO SER MAIS RESILIENTE

Recentemente estive no Camboja, trabalhando junto a Unakrt – Agência da ONU que fornece apoio no julgamento dos khmers vermelhos.[1] O processo teve início

---

1 – Trata-se de uma facção de esquerda liderada por Pol Pot, na década de 1970, e considerada responsável pelo assassinato em massa de cidadãos e por vários crimes contra a humanidade. O Tribunal do Camboja, apoiado pela ONU, é responsável por julgar esses crimes, e já condenou alguns altos membros do regime. (N.T.)

CAPACIDADE DE RECUPERAÇÃO

exatamente no dia em que cheguei ao país. Minha função era trabalhar ao lado dos profissionais que haviam entrevistado as testemunhas. Esses indivíduos haviam passado muito tempo escutando as atrocidades às quais o povo cambojano fora submetido.

Nessa ocasião, o grupo teve a oportunidade de discutir em detalhes a força do espírito humano e o modo como as pessoas reagem a adversidades. Foi absolutamente fascinante obter diferentes perspectivas não apenas sobre o que torna algumas pessoas mais resilientes que outras, mas também sobre as técnicas que elas utilizam. A partir de minhas próprias pesquisas, e dessas conversas um tanto comoventes, parecem existir alguns **comportamentos-chave** que ajudam as pessoas a sobreviverem até mesmo às situações **mais extremas**.

A lista a seguir não é completa, mas já serve como um ponto de partida.

Assuma controle emocional da situação

Algumas pessoas recuam quando se veem diante de uma situação complicada ou desafiadora, e guardam os problemas para si mesmas. Outras preferem exteriorizar os sentimentos e contar ao mundo inteiro o que estão enfrentando. Alguns indivíduos podem se revelar mestres do drama, transformando pequenos contratempos em tragédias gregas. Manter-se **emocionalmente consciente** e cultivar a habilidade de reconhecer como poderá reagir em determinadas situações, são atitudes capazes de ajudá-lo a estabelecer maior autocontrole. Além disso, isso lhe permitirá estar mais atento sobre o modo como suas reações poderão afetar outras pessoas. Indivíduos mais conscientes emocionalmente estão mais aptos a ler e compreender emoções alheias, assim como para sentir empatia por outras pessoas. Em termos de resiliência, isso é fundamental por duas razões distintas: em primeiro lugar, ajuda a construir relacionamentos e, em segundo, oferece maior suporte social

Evite a síndrome do "pobre coitado"

Quando algo difícil acontece, há sempre o risco de sentirmos pena de nós mesmos. Isso, além de não nos ajudar em nada, geralmente nos afasta ainda mais de nossos objetivos. Todavia, parece que algumas pessoas parecem conseguir algum tipo de conforto ao bancarem as vítimas e levantarem perguntas do tipo: "Por que isso sempre acontece comigo?". Penso que pessoas que escolhem adotar esse tipo de atitude (sim, porque isso é uma escolha) abrigam em seus corações a expectativa de que outros indivíduos virão em seu auxílio para **"resolver" seus problemas**. Essa mentalidade não é apenas egoísta, mas extremamente exaustiva para os outros.

Assuma responsabilidade por seus atos

Assumir total responsabilidade pelas circunstâncias em que você se encontra, sem tentar compartilhar sua culpa, lhe permitirá buscar soluções mais adequadas. De longe, essa é a abordagem mais progressiva e produtiva para se enfrentar qualquer adversidade. Com frequência, o indivíduo está mais no controle da situação do que imagina. Neste sentido, se você perceber que está sentado no banco do passageiro, é hora de ocupar o **assento do motorista** e percorrer seu próprio caminho, seja qual for a situação.

Seja otimista

Ser otimista é ter esperança e acreditar que os tempos ruins chegarão ao fim; é crer que a situação sempre poderá melhorar. Todavia, é importante que esse otimismo seja realista, e não se baseie simplesmente em desejos inalcançáveis. Pessoas que são otimistas cegas – aquelas que, por exemplo, enfiam a cabeça na areia para não verem as dificuldades – não possuem o tipo de otimismo saudável que irá facilitar a resolução de seus problemas; de fato, essa atitude poderá interferir de maneira negativa.

Manter uma atitude positiva durante momentos difíceis pode se revelar bastante complicado, porém, conservar uma visão auspiciosa do futuro é fundamental. Lembre-se de que ser otimista não quer dizer ignorar os problemas e focar somente nos resultados positivos – significa compreender que os obstáculos à frente são temporários e que você detém todas as habilidades e todos os conhecimentos para combater os desafios que se apresentam em seu caminho.

Seja flexível

Flexibilidade é parte essencial da resiliência. Ao aprender como ser mais adaptável, o ser humano tornou-se muito mais bem equipado para responder às adversidades e crises que irá experimentar ao longo de sua vida. Enquanto algumas pessoas podem se sentir esmagadas por mudanças abruptas, as altamente resilientes sentem-se plenamente capazes de se adaptar, e acabam prosperando. De fato, indivíduos resilientes geralmente se utilizam desses eventos como oportunidades para escolherem novos rumos a seguir. Quando aceitamos o fato de que não existe o que chamamos de "para sempre" e, portanto, tudo na vida muda, passamos então a dobrar em vez de quebrar.

Acredite em si mesmo (a)

Pesquisas já demonstraram que a **autoestima** desempenha um papel extremamente importante quando o indivíduo tem de lidar com o estresse e se recuperar de situações delicadas. Em momentos como esses é preciso que você se esforce e tente se lembrar de todos os seus pontos fortes e todas as suas realizações. Mantenha um registro de seus feitos – em um caderno ou diário – para sempre se recordar do que é capaz. Tornando-se mais confiante em relação a si mesmo e suas habilidades para responder e lidar com situações de crise é uma ótima maneira de construir resiliência para o futuro. Os desafios podem ser transformar em degraus ou blocos de construção para um futuro melhor. É apenas uma questão de como você vê esses obstáculos e de quanta fé você tem em si mesmo para superá-los.

Cuide de si mesmo

Quando o indivíduo está estressado, torna-se mais fácil negligenciar suas próprias necessidades. Neste sentido, as reações mais comuns diante de situações de conflito são: perda de apetite, consumo excessivo de alimentos, falta de exercícios físicos, número inadequado de horas de sono, consumo excessivo de bebidas alcoólicas, ingestão insuficiente de água, cobrança demasiada em relação a si mesmo (a). Concentre-se em desenvolver habilidades no sentido de cuidar-se com carinho, em especial quando sentir-se atribulado (a) por conta de problemas. Estabeleça algum tempo para relaxar e embarcar em atividades que façam com que você se sinta melhor. Invista em seu próprio bem-estar e certamente conseguirá aprimorar sua saúde e resiliência. Agindo assim, você estará pronto (a) para enfrentar os desafios da vida. Lembre-se: em momentos de crise você está bem mais vulnerável a doenças, portanto, certifique-se de tratar de si mesmo com carinho.

Aprenda a deixar de se preocupar

Um quesito essencial para se alcançar resiliência é a habilidade de **"deixar pra lá"** o que realmente não importa. Alguns indivíduos carregam sobre os ombros uma carga pessoal excessiva, e de maneira contínua. Isso certamente irá afetar sua capacidade de recuperação.

Há uma história Zen que exemplifica essa situação muito bem. Trata-se de um conto bem conhecido sobre dois monges.

Certa vez, enquanto viajavam, dois monges – um mais velho e experiente e o outro mais jovem – depararam com um rio de forte correnteza. Conforme se preparavam para cruzar as águas turbulentas, ambos perceberam a presença de uma moça jovem e bonita que também precisava atravessar o rio. Ela logo perguntou à dupla se poderiam ajudá-la na empreitada.

O monge mais velho imediatamente colocou a mulher sobre os ombros e seguiu em frente, deixando-a em segurança na outra margem. O monge mais jovem ficou bastante irritado, mas não disse nada na ocasião.

Então, à medida que continuavam a caminhar, o monge mais experiente percebeu que seu companheiro estava reticente e perguntou-lhe: "Algum problema? Você me parece bastante incomodado."

O monge mais jovem respondeu: "Sendo monges, não temos a permissão de tocar em mulheres, então, como você pode carregar aquela jovem em seus próprios ombros?"

O monge mais velho replicou: "Desvencilhe-me daquela mulher há muito tempo, mas parece que você ainda a está carregando."

CAPACIDADE DE RECUPERAÇÃO

O monge mais velho – cuja mente estava livre – simplesmente viu a situação e reagiu a ela. Depois de deixar a jovem em segurança, seguiu adiante e ocupou-se do presente. Enquanto isso o monge mais jovem se manteve agarrado a ideias fixas, por horas a fio. O problema é que, ao fazê-lo, perdeu a chance de apreciar a próxima fase de sua jornada. O ato de ocupar a mente com uma ideia ou experiência passada bloqueia a capacidade do indivíduo de visualizar e reconhecer o presente – o **aqui** e **agora**. Carregar nos ombros esse tipo de bagagem e/ou manter essa ligação com o passado, são atitudes que tornam a mente humana mais lenta, impedindo-a de fornecer respostas adequadas à situações prementes.

Para avaliar uma questão que exige decisão imediata, a mente deve estar aberta a todas as possibilidades. Manter-se ancorado ao passado restringe suas opções.

Há alguns anos deparei com a fantástica expressão inglesa S.U.M.O,[2] cujas letras representam "*Shut Up, Move On*" ("Cale-se e siga em frente"). Considero essa dica extremamente útil, já que às vezes é muito fácil nos deixarmos levar pelo passado, revivendo situações e especulando o que deveríamos ou poderíamos ter feito de diferente e qual teria sido o resultado dessas ações. Preocupar-se com todos esses "mas e se..." é uma enorme perda de tempo. **Vale lembrar que os ponteiros do relógio não voltam para trás!!!** É totalmente impossível alterar o passado, portanto, nossa única alternativa é aprender com ele e deixá-lo para trás.

Evite o catastrofismo

Catastrofismo é um tipo de pensamento distorcido que exacerba as consequências negativas de uma determinada ação, ao observá-la como um evento gravíssimo e irremediável. O psicólogo norte-americano Albert Ellis, criador da Terapia Racional Emotiva Comportamental, se referia a isso como *awfulizing*[3] (**terribilização**) – ou seja, observar uma determinada situação como bem pior do que realmente é. Circunstâncias percebidas como indesejáveis ou desconfortáveis são ampliadas de maneira assustadora na mente do ser humano. Talvez você já tenha experimentado isso pessoalmente ou observado tal ocorrência em outros indivíduos. Pessoas altamente ansiosas e estressadas são as principais candidatas a

---

2 – Referência ao livro do escritor e palestrante britânico Paul McGee, *S.U.M.O : A Hora de Agir: Um Guia Eficaz para Atingir Suas Metas*, editora Da Boa Prosa, 2012. (N.T.)

3 – Albert Ellis criou esse termo com base na palavra inglesa *awful*, cujo significado é "terrível". (N.T.)

adotar essa forma de pensar. Uma imaginação demasiadamente fértil pode desencadear padrões de pensamento que praticamente adquirem vida própria. Neste caso, passamos a "vivenciar" experiências ruins antes mesmo que elas ocorram – e sem sequer percebê-lo. Ao pensar dessa maneira, alguns indivíduos podem inclusive sobrecarregar-se com fortes emoções negativas – o maior perigo em fazê-lo está na possibilidade de esse processo tornar-se habitual. Certamente já deparei com pessoas que, diante de situações desafiadoras, são capazes de criar cenários verdadeiramente monstruosos, cujos resultados são potencialmente catastróficos. Isso pode ser muito útil se você for o Stephen King,[4] por exemplo, e estiver acostumado a ganhar fortunas escrevendo histórias de horror e ficção. Porém, no mundo real, essa prática não ajuda em nada.

Desenvolva habilidades para solucionar seus problemas

Sempre que deparar com um novo desafio, faça uma pequena lista incluindo algumas maneiras possíveis de resolver a questão. **Tente diferentes estratégias** e concentre-se no desenvolvimento de um método lógico para enfrentar diferentes situações do dia a dia. Ao praticar regularmente essas habilidades, você logo se perceberá mais bem preparado para lidar com desafios mais sérios que surgirem a sua frente. Autoeficiência é a confiança que você tem em sua própria habilidade de resolver problemas. De certo modo, isso significa conhecer antecipadamente seus pontos fortes e suas fraquezas, e saber como se utilizar dos primeiros.

Também é importante pensar no problema de maneira ampla e abrangente. Indivíduos mais resilientes são capazes de observar problemas a partir de várias perspectivas e considerar os inúmeros fatores envolvidos. Assim como um animal que se vê encurralado ou preso em uma armadilha consegue encontrar uma rota de fuga em milésimos de segundos, sua mente também possui rotas de escape subconscientes, que intuitivamente buscam e localizam soluções. Se você se perceber emperrado é porque sua mente não possui a resposta pronta em seu gigantesco banco de dados. Neste caso, a criativi-

---

4 – Escritor norte-americano mundialmente famoso. Sua obra já foi publicada em mais de quarenta países e várias delas foram inclusive adaptadas para o cinema. (N.T.)

CAPACIDADE DE RECUPERAÇÃO

dade é a ferramenta a ser utilizada – um pouco de pensamento lateral pode se tornar bastante útil.

Estabeleça metas

Em geral, situações de crise são assustadoras e podem parecer absolutamente devastadoras e insuperáveis. Todavia, indivíduos resilientes são capazes de observá-las de uma maneira mais realista, e então estabelecer metas para lidar com cada uma delas. Quando perceber que está sendo sobrepujado por uma determinada circunstância, dê um passo atrás para conseguir visualizar o que de fato está diante de você. Elabore um *brainstorm* ("tempestade de ideias") em busca de soluções viáveis e então as divida em fases mais administráveis.

Existem vários benefícios em se estabelecer metas. Em primeiro lugar, elas nos ajudam a desenvolver objetividade – o que, aliás, é o primeiro passo para atingirmos o que realmente desejamos. Metas cristalinas destravam a mente positiva do ser humano, liberando energias e ideias que lhe permitirão alcançar sucesso e grandes realizações. Elas proporcionam ao indivíduo não apenas uma direção definida, mais também propósito e concentração. De fato, objetivos bem estabelecidos funcionam como flechas que, uma vez atiradas, seguem diretamente rumo ao alvo. Sem **metas claras**, as pessoas acabam se entregando ao fluxo natural da vida.

Quando você tem certeza de aonde quer chegar, é possível criar etapas e desenvolver ações que lhe permitam atingir seu objetivo. Isso o ajudará a dividir o processo em partes mais administráveis e, com isso, a manter-se mais calmo e no controle da situação. O estabelecimento de metas também aumenta seu grau de eficiência, uma vez que você sempre estará trabalhando no que realmente importa. Uma vez focado, seu nível de confiança também se elevará. Logo você começará a colher os benefícios que situações potencialmente problemáticas poderão lhe oferecer, e a compreender que, em cada uma delas, sempre haverá uma oportunidade de aprendizado.

Desenvolva uma forte rede de apoio

Uma forte rede formada por amigos, familiares e colegas de trabalho dispostos a apoiá-lo se revelará uma ótima proteção durante momentos de crise. É crucial contar com indivíduos em que se possa confiar. Embora o fato de você simplesmente discutir com a pessoa amada uma situação complicada não irá necessariamente resolvê-la, essa atitude lhe possibilitará compartilhar seus pensamentos, ganhar apoio e receber *feedbacks* valiosos que lhe permitirão chegar a possíveis soluções para seus problemas.

Escutar o que outras pessoas têm a dizer a respeito de suas experiências pessoais pode ser muito útil. Embora nem sempre consigamos aprender com os erros alheios, se mantivermos a calma e prestarmos atenção ao que nos for dito é bem possível obtermos bons conselhos.

Alguns dos maiores aprendizados da vida podem surgir justamente das situações mais dolorosas e desafiadoras, pois elas nos fortalecem e nos ajudam a crescer enquanto seres humanos. Costumo dizer que se fôssemos totalmente felizes e saudáveis, e nos mantivéssemos sempre contentes e felizes, é bem improvável que nos preocupássemos com nosso crescimento pessoal.

De vez em quando, experiências ruins podem nos ajudar a investir algum tempo olhando para dentro de nós mesmos e, assim, a perceber quem realmente somos; a ter mais compaixão pelo sofrimento alheio; e a manter a mente aberta em relação a novas e diferentes crenças. Com elas também podemos aprender a nos defender e a descobrir caminhos jamais antes explorados.

"Os problemas são para a mente o que os exercícios físicos são para os músculos: eles nos fortalecem e nos tornam mais fortes"

Norman Vincent Peale

Desse modo, mesmo nos momentos mais desafiadores, lembre-se de que eles passarão e você se tornará mais forte, mais esclarecido e mais qualificado. Aprenda a lição ensinada e recupere-se dos problemas, mostrando-se a cada dia um pouquinho mais vigoroso e melhor.

Capacidade de recuperação: principais dicas

✓ Assuma controle emocional e administre suas reações a adversidades.
✓ Assuma responsabilidade pessoal e evite adotar uma mentalidade de vítima.
✓ Seja otimista e mantenha sua mente aberta e flexível.
✓ Acredite em sua habilidade de superar dificuldades e recuperar-se.
✓ Cuide de sua saúde física.
✓ Aprenda a deixar de lado o que não importa e evite adotar um diálogo interno inflamatório.
✓ Aprenda a ser melhor e mais criativo na resolução de problemas.
✓ Estabeleça objetivos e os divida em etapas mais administráveis.
✓ Cultive uma rede social de apoio.
✓ Aprenda a partir de cada experiência e transforme cada problema em uma oportunidade.

"Nossa maior glória não está em jamais termos caído, mas em nos levantarmos cada vez que vamos ao chão."

Confúcio

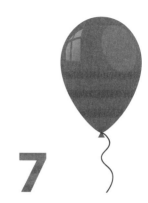

7
APRENDIZADO CONTÍNUO

"Ainda estou aprendendo."

Michelangelo

Certo dia, um professor conhecido como senhor Sherrington instruiu seus jovens alunos a perguntarem a seus pais sobre alguma história de família que apresentasse uma lição moral em seu final.

No dia seguinte, Andrew foi o primeiro da classe a compartilhar sua tarefa. Ele disse:

"Meu pai é fazendeiro e nós criamos galinhas. Um dia nós estávamos levando uma grande quantidade de ovos para o mercado. Eles estavam acondicionados em uma cesta colocada sobre o banco da frente do caminhão e, de repente, deparamos com uma grande lombada na estrada. A cesta caiu no assoalho do caminhão e todos os ovos se quebraram."

"Ótimo, você foi muito bem!", comentou o professor Sherrington.

Então Isabel levantou sua mão, tentando ser a próxima, e disse: "Bem, nós também somos fazendeiros. Outro dia havia vinte ovos sendo chocados, mas só nasceram 10 pintinhos. Então, a moral da história é 'nunca contar com as galinhas antes de todos os ovos serem chocados.'"

"Excelente!" disse o senhor Sherrington, feliz com os resultados obtidos até então.

Daí foi a vez de Fran contar sua história: "Meu pai contou-me certa vez sobre minha tia-avó Paula. Ela trabalhava como engenheira de voo durante a guerra e seu voo foi atingido. Ela teve de saltar em território inimigo e tudo o que tinha consigo era uma garrafa de uísque, uma metralhadora e um facão."

"Prossiga," disse o senhor Sherrington, intrigado.

"Bem, aparentemente minha tinha-avó bebeu todo o uísque e então se viu completamente cercada por uma centena de soldados inimigos. Ela conseguiu matar uns setenta com sua metralhadora, até ficar sem munição. Daí ela matou outros vinte com o facão, mas a lâmina se quebrou. Então ela usou as próprias mãos para matar os últimos dez soldados."

"Minha nossa!" exclamou o professor horrorizado, antes de perguntar: "Mas o que foi que seu pai lhe disse sobre a moral dessa história tão assustadora?"

"Fique longe de sua tia-avó Paula quando ela tiver bebido."

****

APRENDIZADO CONTÍNUO

Sempre haverá alguma lição a ser aprendida em cada uma de nossas experiências na vida. De fato, aprender coisas novas não apenas nos ajuda a continuar crescendo, mas também nos mantém engajados, motivados e felizes.

O aprender afeta o bem-estar do ser humano de várias maneiras positivas e excitantes, pois o expõe constantemente a novas ideias e o ajuda a se manter curioso e empenhado. Além disso, o aprendizado dá ao indivíduo um senso de realização e o ajuda a aumentar sua autoconfiança e resiliência pessoal.

Há tantas maneiras de aprendermos coisas novas, seja praticando um esporte ou desenvolvendo uma habilidade, matriculando-se em um clube, em uma escola de idiomas ou tentando algo novo que você jamais se imaginou capaz de fazer. A beleza de se aprender coisas novas não está somente no aprimoramento de sua autoconfiança e de seu desenvolvimento pessoal, mas também no grande encorajamento provocado em todos aqueles que se encontram ao seu redor, para que eles também façam coisas novas.

Costumo pensar no aprendizado como um exercício essencial para a mente humana – assim como o nosso corpo precisa se manter fisicamente ativo, nossa mente também tem de funcionar de maneira contínua, em especial à medida que envelhecemos. Uma mente ativa e alerta assegura que você irá alimentar seu bem mais valioso. Manter uma mente aberta e curiosa o ajudará a aprimorar seu senso de bem-estar e seu entusiasmo pela própria vida.

OS BENEFÍCIOS DO APRENDIZADO

Aprender não significa apenas estudar formalmente em busca de qualificações ou para ampliar suas chances em termos profissionais. De fato, o aprendizado por englobar uma grande variedade de oportunidades físicas e também de expansão da mente humana. O ato de aprender pode criar novas habilidades, renovar as antigas e até aprimorar as que já estão em uso. O aprendizado de algo novo pode abrir diversas portas para o indivíduo, permitindo a ele ganhar mais dinheiro, garantir um emprego melhor ou se envolver em algo de que realmente goste. Isso pode ainda se revelar uma ótima maneira de encontrar novas pessoas, compartilhar novas experiências e revelar alguns dos talentos ocultos que você sequer sabia possuir.

Uma mente estimulada e desafiada pode se mostrar a chave para uma vida vibrante no futuro. Conforme os *baby boomers1* se preparam para redefinir sua própria aposentadoria, pesquisas demonstram que conservar-se ativo e, ao mesmo tempo, manter o cérebro constantemente engajado, são atitudes que poderão ajudá-lo a se afastar doenças físicas e mentais, incluindo aquelas às quais todos nós somos mais suscetíveis quando envelhecemos.

APRENDIZADO E INTELIGÊNCIA

Considerando que cada indivíduo é um ser único, nossa abordagem em termos de aprendizado depende bastante daquilo que funciona para cada um de nós. Algumas pessoas podem autolimitar seu próprio potencial de aprendizagem simplesmente por considerarem que não dispõem de inteligência suficiente para aprender coisas novas. De acordo com minha experiência pessoal, qualificações acadêmicas exercem pouco efeito sobre a habilidade de as pessoas aprenderem e, em certas ocasiões, acabam sendo supervalorizadas durante o processo de seleção das empresas.

"Todos nós somos gênios. Porém, se julgarmos um peixe por sua habilidade de escalar uma árvore, ele passará toda a sua vida acreditando ser estúpido."

Albert Einstein

De modo bastante interessante, uma teoria de "**inteligências múltiplas**" foi desenvolvida no ano de 1983 pelo dr. Howard Gardner, professor de Pedagogia da Universidade de Harvard.

Essa teoria sugere que a noção tradicional de inteligência, baseada única e exclusivamente no teste de QI (coeficiente de inteligência) é muito limitada. Em vez disso, o doutor Gardner propõe a avaliação de **oito inteligências distintas** para explicar uma porção mais ampla do potencial humano, tanto no que se refere a crianças como a adultos. Essas inteligências são:

---

1 – Referência à geração nascida no pós-guerra (1946-1964) nos EUA, um período de elevada taxa de natalidade naquele país. (N.T.)

APRENDIZADO CONTÍNUO 95

1. Inteligência linguística – palavras, tanto faladas quanto escritas.

Indivíduos com elevado nível de inteligência verbal-linguística são tipicamente bons nas áreas de **leitura** e **escrita**, em **contar histórias** e também em memorizar palavras e datas. Elas tendem a aprender melhor por meio da leitura, fazendo anotações, ouvindo palestras e participando de discussões e debates.

Com frequência, elas demonstram grande habilidade para explicar, ensinar, falar em público (oratória) e fazer discursos convincentes. Indivíduos com inteligência verbal-linguística têm grande facilidade para aprender idiomas estrangeiros, pois apresentam elevada capacidade em termos de memória. Elas têm ainda a habilidade de compreender e manipular sintaxe e estruturas. Esse tipo de inteligência é mais proeminente nos escritores, advogados, filósofos, jornalistas, políticos, poetas e professores.

2. Inteligência lógico-matemática – lógica, abstrações, raciocínio e números.

Com frequência, considera-se que indivíduos com esse tipo de inteligência sejam naturalmente mais eficientes nas áreas de **matemática**, **xadrez** e **programação de computadores**, assim como em outras atividades de caráter numérico e lógico.

Uma definição mais precisa coloca maior ênfase sobre as habilidades matemáticas tradicionais, a capacidade de raciocínio, nos padrões abstratos de reconhecimento, no pensamento científico e na investigação, e na habilidade de realizar cálculos complexos. Ela está mais fortemente associada a conceitos tradicionais de **"inteligência"** ou QI. Muitos cientistas, matemáticos, engenheiros, médicos e economistas operam dentro desse nível de inteligência.

3. Inteligência visual-espacial – visão e avaliação espacial.

Indivíduos com forte inteligência visual-espacial são tipicamente muito bons em **visualizar** e **manipular** objetos mentalmente. Pessoas com forte inteligência espacial são, com frequência, proficientes em resolver quebra-cabeças. Elas possuem intensa memória visual e, geralmente, ostentam inclinação artística.

Em geral, elas apresentam um ótimo senso de direção e podem demonstrar excelente coordenação motora entre mãos e olhos, embora isso seja normalmente observado como uma característica do portador de inteligência corporal-cinestésica. Carreiras mais adequadas para indivíduos com esse tipo de inteligência são: artes, engenharia e arquitetura.

4. Inteligência corporal-cinestésica – movimentos corporais.

Em geral pessoas com esse tipo de inteligência aprendem melhor movimentando-se pelo ambiente e, normalmente, são boas em atividades físicas como dança e esportes. É possível que gostem de atuar e encenar papéis; elas são capazes de construir e fabricar coisas. Com frequência, elas aprendem melhor ao fazer algo com as próprias mãos do que apenas lendo ou escutando a respeito do processo.

Indivíduos com forte inteligência corporal-cinestésica parecem utilizar o que se costuma denominar **"memória muscular"**; elas se lembram das coisas por meio do corpo, como memória verbal ou imagens. Entre as profissões adequadas para portadores dessa inteligência estão: jogadores de futebol, atletas, dançarinos, atores, cirurgiões, médicos, construtores e soldados.

5. Inteligência musical – ritmo, música e audição

Aqueles que possuem um elevado nível de inteligência musical-rítmica demonstram maior sensibilidade a **sons** e **ritmos**, assim como audição absoluta e musicalidade. Essas pessoas normalmente são afinadas e conseguem cantar, tocar instrumentos musicais e compor músicas.

Considerando que existe um forte componente auditivo nessa inteligência, entre os profissionais mais encontrados estão: instrumentistas, cantores, maestros, locutores, oradores, escritores e compositores.

6. Inteligência interpessoal – interação com outras pessoas.

Pessoas com elevado nível de inteligência interpessoal tendem a se revelar **extrovertidas**. Elas se caracterizam por sua sensibilidade em relação ao humor, aos

APRENDIZADO CONTÍNUO 97

sentimentos, aos temperamentos e às motivações alheias, assim como às suas habilidades de cooperar para trabalhar como parte de um grupo.

Elas se comunicam de maneira eficiente e efetiva e sentem empatia pelos outros. Elas podem ser líderes ou seguidores, e tipicamente aprendem melhor ao trabalhar em grupo. Elas apreciam discussões e debates. Entre as profissionais em que se pode encontrar esse tipo de inteligência estão: políticos, professores, administradores e assistentes sociais.

7. Inteligência Intrapessoal – capacidade introspectiva e de autorreflexão.

Pessoas com forte inteligência intrapessoal são geralmente bastante **autoconscientes** e capazes de compreender suas próprias emoções e motivações, além de seus próprios objetivos. Em geral elas apresentam afinidade por

atividades que se baseiam em pensamentos e meditação, como filosofia. Elas aprendem melhor quando conseguem se concentrar nos tópicos de interesse.

Com frequência, há um elevado nível de perfeccionismo associado a esse tipo de inteligência, que pode ser encontrada em profissionais como: filósofos, psicólogos, teólogos, escritores e cientistas.

8. Inteligência naturalista – natureza, proteção, cultivo e associação de informações ao ambiente natural.

Acredita-se que indivíduos que possuam esse tipo de inteligência ostentem grande **sensibilidade em relação à natureza** e conheçam seu lugar dentro dela; que tenham a habilidade para cultivar plantas, frutas etc.; que demonstrem facilidade para cuidar, adestrar e interagir com animais. Elas também conseguem discernir mudanças no tempo ou flutuações similares em seu ambiente natural. De fato, a capacidade de reconhecer e classificar elementos está no âmago do naturalista.

Para serem capazes de realmente aprender algo novo, esses indivíduos precisam conectar novas experiências a conhecimentos anteriores. Os naturalistas aprendem melhor quando o tópico em estudo envolve colecionar e analisar dados, ou está intimamente relacionado a algo proeminente na própria natureza; elas não gostam de aprender sobre assuntos não familiares ou aparentemente inúteis, tampouco que não estejam associados à natureza ou estejam pouco ligados a ela. Sugere-se que alunos naturalistas aprendam melhor quando estão ao ar livre ou trabalhando de maneira cinestésica. Entre os profissionais que ostentam esse tipo de inteligência estão veterinários, ambientalistas, cientistas, jardineiros e fazendeiros.

De acordo com Gardner, nossas escolas e nossa cultura parecem mais focadas nas inteligências linguística e lógica-matemática. De modo geral, dentro de nossa cultura, costumamos respeitar especialmente os indivíduos altamente articulados e lógicos. Porém, ainda segundo o ele, deveríamos demonstrar o mesmo grau de atenção pelas pessoas que apresentam dons derivados das demais inteligências: artistas, arquitetos, músicos, naturalistas, *designers*, dançarinos, terapeutas, empreendedores e vários outros profissionais que enriquecem o mundo em que vivemos.

ESTILOS DE APRENDIZAGEM

Também é importante compreender que todos **nós somos diferentes** e que, portanto, aprenderemos de maneiras distintas. Conhecer e entender o próprio estilo de aprendizado pode fazer uma grande diferença, tanto em termos de resultado final quanto de velocidade. De fato, existem inúmeros modelos de aprendizado bastante interessantes. Veja a seguir uma de minhas explicações favoritas para as diferentes abordagens do processo de aprendizagem:

- **Aprendiz auditivo ou visual** – Isso indica o **modo sensorial** que você prefere ao processar informações. O aprendiz auditivo tende a aprender de maneira mais eficiente por meio da audição, enquanto o visual processa informações ao visualizá-las no papel ou em qualquer outro modo visual. Isso inclui filmes, imagens, diagramas ou vídeos, quando disponíveis.

- **Aprendiz aplicado ou conceitual** – Isso descreve os tipos de tarefas e situações de aprendizado preferidas e consideradas mais fáceis por cada indivíduo. Se você for um aprendiz aplicado, por exemplo, você irá preferir tarefas que envolverem objetos ou situações reais. Neste caso, situações do dia a dia lhe parecerão ideais para o aprendizado. Porém, se você for um aprendiz conceitual, irá optar por trabalhar com **linguagem** e **ideias**, uma vez que aplicações práticas lhe são desnecessárias para sua compreensão.

- **Aprendiz espacial ou não espacial** – Isso revela a habilidade do indivíduo para trabalhar com relações espaciais. O aprendiz espacial é capaz de visualizar ou **"ver mentalmente"** como as coisas funcionam ou estão posicionadas no espaço. Seus pontos fortes podem incluir o desenho, a montagem de peças ou o reparo de objetos. Já o aprendiz não espacial não dispõe da habilidade para posicionar elementos no espaço. Em vez disso, ele tende a confiar em habilidades verbais, ou de linguagem.

- **Aprendiz social ou independente** – Isso indica o nível de interação preferido do indivíduo durante o processo de aprendizado. Se ele for do tipo **social**, irá preferir trabalhar ao lado de outras pessoas – tanto colegas quanto instrutor –, e de maneira próxima e direta. Neste caso, a pessoa é orientada para o convívio social e aprecia a ideia de interação. Em contrapartida, se o indivíduo é um aprendiz **independente**, irá optar por trabalhar e estudar sozinho. Ele se revelará ao mesmo tempo automotivado e autodirecionado, e, com frequência, estará focado nos próprios objetivos.

- **Aprendiz criativo e pragmático** – Isso descreve a abordagem que o indivíduo prefere adotar em relação às tarefas de aprendizagem. O aprendiz criativo é **imaginativo** e **inovador** e gosta de fazer experimentações e descobertas. Ele se sente confortável em assumir riscos e seguir sua própria intuição. Enquanto isso, o aprendiz pragmático é prático, lógico e sistemático. Ele prefere a ordem e se sente plenamente confortável em seguir as regras estabelecidas.

O APRENDIZADO PERMANENTE

O aprendizado permanente se refere à experiência educacional contínua à qual todos nós estamos subordinados diariamente, seja por meio de cursos acadêmicos sem créditos, de viagens ou novos *hobbies*; seja pela leitura, ouvindo o que os outros nos dizem, participando de serviços comunitários ou atuando como voluntários. Trata-se de uma maneira essencial de engajar o cérebro completamente;

de aumentar a atividade física, manter relações sociais saudáveis e continuar a crescer e a se desenvolver.

Quando o ser humano reconhece os benefícios intrínsecos em manter a mente afiada, ele logo percebe que o aprendizado é como uma academia para o cérebro. Lembrando que uma mente ativa pode estimular a atividade física e manter o espírito elevado. Isso é uma ferramenta fantástica para se garantir uma saúde melhor. O aprendizado permanente ajuda o indivíduo a desenvolver suas habilidades naturais, sendo que algumas delas não precisarão se mostrar prontamente aparentes. Uma das vantagens da aposentadoria é o fato de a pessoa já não necessariamente precisar trabalhar em período integral, o que lhe propicia ainda mais oportunidades de explorar e desenvolver suas habilidades.

O aprendizado também abre a mente do ser humano, promovendo o livre intercâmbio de ideias e pontos de vista. Não há nada melhor que escutar ou participar de um debate estimulante para ser capaz de perceber o outro lado de uma questão. Essa troca de perspectivas abre a mente do indivíduo, levando-o a outro nível de esclarecimento.

Quanto mais uma pessoa descobre sobre a história, os eventos atuais, a política e/ou a cultura de outros países, mais ela deseja aprender. Existe um mundo gigantesco lá fora, esperando para ser explorado. Viajar é sem sombra de dúvida uma ótima forma de educação. O desejo de aprender cada vez mais acaba servindo de combustível para o próprio ímpeto do indivíduo, fazendo com que ele continue constantemente em busca de coisas e situações novas que possa explorar e compreender.

Aprender coisas novas também ajuda o ser humano a colocar sua própria vida em perspectiva e a ampliar sua compreensão dos motivos que o levaram a alcançar sucessos e enfrentar fracassos no passado. O aprendizado ajuda o indivíduo a entender melhor a si mesmo e, por conseguinte, a aprimorar sua autoconsciência e compreensão do que lhe faz feliz na vida. A aprendizagem contínua também ajuda a pessoa a se adaptar a mudanças, o que é perfeito, já que o mundo está em constante mutação. Conforme o ser humano envelhece, ele, em geral, passa a ver a si mesmo como o **proverbial cão** que já não consegue aprender novos truques. Todavia, essa ideia simplesmente não procede, uma vez que o aprendizado contínuo permite a todos acompanhar as mudanças da sociedade – em especial no que diz respeito à tecnologia, que nos últimos tempos parece se renovar em um ritmo cada vez mais célere.

O aprendizado realmente é capaz de transformar o mundo em um lugar melhor. Observando o processo de aprendizagem contínua pelo aspecto social, os **aprendizes mais velhos** podem de fato devolver seu conhecimento não somente a suas próprias comunidades, mas ao mundo como um todo. Afinal, o que um indivíduo aprende ao longo de sua existência pode ser traduzido em valor real para o aprimoramento de toda a sociedade.

Quando uma pessoa descobre algo novo e explora novos interesses, isso pode ajudá-la a fazer novos amigos e estabelecer valiosos relacionamentos. Ninguém aprecia a solidão. À medida que o indivíduo encontra outras pessoas, faz amizades e firma relações, ele passa a gozar de uma vida social mais ativa. Como exemplo pessoal, há cerca de cinco anos, criei um grupo de **escrita criativa** na cidade de Cheltenham, onde vivo – o The Montpellier's Writing Group. Não tenho dúvida de que esta foi uma de minhas maiores realizações na vida. De fato, tenho aprendido muito com essa experiência e me sentido extremamente enriquecida pelo talento de todos os seus integrantes.

Independentemente do modo como o processo de aprendizagem se estabeleça – seja por vias acadêmicas, através de um renovado senso de voluntariado ou até mesmo de viagens e aventuras exploratórias – sempre é possível expandir nossa autoconsciência, abraçar a autorrealização e verdadeiramente criar uma vida excitante e multidimensional. **O que você acha dessa ideia?**

Veja a seguir uma lista com sugestões que poderão ajudá-lo (a) a aprender de uma maneira melhor e mais fácil.

1. Entenda seu processo de aprendizagem.

A melhor estratégia para ampliar sua eficiência nesta área é reconhecer seus próprios hábitos e seu estilo pessoal em termos de aprendizado. Como mencionado anteriormente, há várias teorias sobre diferentes estilos de aprendizagem que poderão auxiliá-lo, facilitando sua compreensão desse assunto. A teoria de inteligências múltiplas, de Gardner – que lista oito diferentes tipos de inteligência –, poderá revelar seus pontos mais fortes.

2. Adote o multiaprendizado.

Existem inúmeras técnicas de aprendizagem, portanto, concentre-se em obter conhecimentos de diferentes maneiras. Por exemplo, em vez de simplesmente escutar um CD, por exemplo – o que envolveria apenas o aprendizado auditivo –, descubra um modo de pesquisar a informação ali contida e obtê-la tanto na forma verbal quanto visual. Isso poderia envolver: 1º) a descrição daquilo que aprendeu a um amigo; 2º) a anotação daquilo que ouviu; 3º) a visualização mental das imagens descritas; ou 4º) a criação de uma colagem que represente tudo aquilo o que aprendeu. Ao utilizar-se de sistemas diversos, você estará fixando o conhecimento em sua mente. Quanto mais regiões cerebrais estocarem as informações sobre um determinado assunto, maior será a interconexão de ideias. Esse cruzamento de informações significará que você não somente memorizou algo novo, mas realmente o aprendeu.

3. Aperfeiçoe sua memória.

Se o nosso cérebro fosse um computador, teríamos apenas de acrescentar mais um pente de memória e tudo ficaria perfeito. Porém, a verdade é que o cérebro humano é bem mais complexo que até mesmo a máquina mais avançada do planeta, o que torna o aprimoramento de nossa memória uma tarefa nada fácil.

Uma memória sólida depende da saúde e da **vitalidade do cérebro**. Seja você um estudante, um profissional interessado em fazer tudo o que for possível para se manter mentalmente afiado, ou apenas alguém em busca de preservar ou melhorar sua massa cinzenta, o fato é que existem várias maneiras para se aprimorar a memória e o desempenho mental do ser humano.

Adquirir a habilidade de trabalhar no aprimoramento da memória pode se revelar muito útil. Seguir dicas básicas e conhecidas – como aprimorar o foco, evitar a sobrecarga e estruturar aquilo o que tiver a intenção de aprender – já é um bom começo. Porém, na área de psicologia existem muitas outras lições capazes de melhorar de maneira dramática sua eficiência no aprendizado, portanto, explore as diferentes técnicas disponíveis. Isso demandará tempo e exigirá paciência, mas, uma vez que essas habilidades tenham sido aprendidas, elas o ajudarão a economizar muito tempo no futuro.

4. Ensine outra pessoa

Uma das melhores maneiras de se aprender algo novo é justamente **ensinando o tópico a outra pessoa**. Você pode aplicar esse mesmo princípio hoje ao compartilhar uma habilidade ou técnica recém-aprendida. Comece traduzindo essa novas orientação e colocando-a em suas próprias palavras – um processo que, por si só, já ajuda a solidificar o novo conhecimento em seu cérebro. Em seguida, descubra uma maneira de compartilhar o que aprendeu. Veja algumas ideias: encontre um aluno interessado; escreva um artigo; publique um *post* em seu blogue; ou participe de grupos de discussão sobre o tema.

5. Coloque o conhecimento em prática.

De fato, colocar a habilidade e/ou o conhecimento recém-adquiridos em prática é uma das melhores maneiras de aprimorar seu aprendizado. Quando estiver tentando obter uma nova qualificação ou capacitação, concentre-se em ganhar experiência prática na área. Crie um plano que possa ajudá-lo nessa empreitada. Se esse conhecimento for um novo esporte ou habilidade atlética, por exemplo, pratique essa atividade de maneira regular. Se estiver aprendendo um novo idioma, converse com outra pessoa nessa nova língua. Ou seja, utilize a arte recém-aprendida. Afinal, de que vale aprender muito sobre um determinado assunto se você não utilizar essa nova informação ou habilidade para nada?

6. Uma coisa de cada vez.

Tentar realizar muitas tarefas simultaneamente pode tornar o aprendizado menos eficiente. O perigo está em você perder muito tempo alternando entre as várias atividades e então, perder ainda mais tempo à medida que essas atividades se tornarem cada vez mais complexas. Ao trocar de uma coisa para outra, você aprende de forma mais lenta, se torna menos eficiente e ainda comete mais erros. Uma boa maneira de resolver essa situação, caso tenha de processar muitas informações ao mesmo tempo, é predefinir períodos de tempo durante os quais você se concentrará em cada atividade. Além disso, será preferível completar cada tarefa iniciada a deixar várias delas inacabadas, pois isso somente criará ainda mais confusão mental e reduzirá sua capacidade de concentração.

7. Ajude a si mesmo.

O processo de aprendizado não é perfeito. Haverá momentos em que você certamente esquecerá os pequenos detalhes que envolvem algo recentemente aprendido, e isso poderá ser bastante frustrante. Se perceber que está tendo dificuldades em se lembrar de alguma informação necessária, saiba que será melhor parar e procurar pela resposta correta. Quanto mais tempo você perder tentando se recordar de minúcias, maior a possibilidade de você voltar a esquecê-la no futuro.

Temos muita sorte nos dias de hoje por termos acesso à Internet e podermos encontrar as respostas de que precisamos. Porém, temos de ser seletivos, pois, embora a Internet seja extremamente útil, ela também disponibiliza uma grande **quantidade de informações inverídicas**. Neste caso, meu conselho é simples: jamais confie em uma única fonte a menos que você tenha certeza de que ela seja absolutamente segura. É impressionante como "falsas verdades" são disseminadas na rede e o quanto a verdade pode se tornar distorcida.

INDEPENDENTEMENTE DO QUE FAÇA, CONTINUE A APRENDER!

Uma maneira de se tornar um **aprendiz eficiente** é continuar sempre aprendendo. Se estiver estudando um novo idioma, por exemplo, é importante praticá-lo, ou simplesmente perderá o pique propiciado pelas condições favoráveis. Esse conceito de "o que não é usado, atrofia", envolve um fenômeno cerebral conhecido como *pruning* (poda). Certos caminhos cerebrais são mantidos, enquanto outros são simplesmente eliminados. Portanto, se quiser que as novas informações recém-aprendidas se mantenham em sua memória, terá de praticá-las constantemente.

Também é crucial que você aprecie o processo e veja o aprendizado como algo que o fará **sentir-se melhor**, não como uma **obrigação**. Infelizmente, para todos aqueles que tiveram uma experiência não muito agradável na escola ou no sistema educacional, o termo "aprender" pode não parecer muito inspirador. Porém, conforme se torna mais velho, adquire-se o luxo de poder escolher mais coisas sobre as quais se deseja aprender. Isso abre as portas para uma grande variedade de oportunidade e benefícios.

O fato é que o ser humano aprende algo novo a cada dia de sua vida – alguma coisa que poderá provocar profundas mudanças; algo que talvez o faça sentir-se realmente feliz e satisfeito. É preciso, portanto, deixar que quaisquer experiências negativas do passado fiquem para trás. Também é necessário manter a mente aberta e mostrar-se receptivo e entusiástico sobre a ideia de constantemente aprender coisa novas.

Aprendizado contínuo: principais dicas

✓ Reconheça os benefícios de um aprendizado contínuo.
✓ Entenda suas inteligências e seus pontos fortes individuais.
✓ Identifique e compreenda seu estilo de aprendizado favorito.
✓ Aprenda de várias maneiras diferentes e crie variedade e interesse.
✓ Trabalhe no sentido de aprimorar suas habilidades para reter memórias.
✓ Ensine a outra pessoa o que aprendeu.
✓ Coloque em prática o que você aprendeu assim que possível.
✓ Aprenda uma coisa de cada vez e mantenha-se focado.
✓ Ajude a si mesmo a aprender utilizando-se de fontes de informação confiáveis.
✓ Continue a aprender coisas novas e divirta-se com o processo.

"Qualquer um que pare de aprender está velho, tenha essa pessoa vinte ou oitenta anos de idade. Qualquer um que continue a aprender permanece jovem. E a melhor coisa da vida e manter sua mente jovem."

Henry Ford

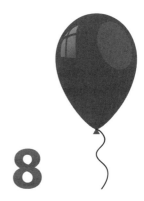

8

RELACIONAMENTOS POSITIVOS

"O mais importante ingrediente na fórmula do sucesso é saber como se relacionar com as pessoas."

Theodore Roosevelt

O senhor e a senhora Moody já haviam discutido durante todo o dia e quando chegou a hora de dormir, nenhum deles desejava conversar com o outro. Na verdade, esse tipo de "guerra do silêncio" era algo comum para o casal e, geralmente, durava de dois a três dias. Porém, dessa vez, o senhor Moody estava realmente preocupado com a situação.

O problema é que no dia seguinte ele teria uma importante reunião fora da cidade, portanto, precisaria estar de pé às 6 horas da manhã para conseguir chegar a tempo ao aeroporto e embarcar em um voo comercial específico. Todavia, por causa do sono pesado, ele geralmente dependia da senhora Moody para despertá-lo nessas ocasiões.

Agindo com esperteza – ou, pelo menos, acreditando nisso –, ele esperou a mulher entrar banheiro e então deixou a seguinte mensagem para ela:

"Por gentileza, acorde-me às 6h da manhã. Tenho de pegar um voo para participar de uma importante reunião." Depois de escrever o bilhete, ele o colocou sobre o travesseiro da esposa, virou para o outro lado e dormiu tranquilo.

Ao acordar no dia seguinte o senhor Moody imediatamente olhou para o relógio e percebeu que já eram 8 horas da manhã. Furioso por ter perdido o voo, ele se levantou prontamente da cama. Sua intenção era encontrar a senhora Moody e repreendê-la por sua atitude. Foi então que ele deparou com outro bilhete escrito a mão e cuidadosamente colocado sobre sua mesa de cabeceira. A nota dizia:

"São 6h da manhã, hora de levantar. Você não vai querer perder o seu voo, não é?"

****

Talvez você não consiga se dar com todo mundo o tempo todo. É possível que, assim como ocorreu com o casal da anedota, você também acabe entrando em conflito com outras pessoas, pelo menos de vez em quando. Todavia, para se manter feliz, é crucial empenhar-se no sentido de cultivar relações positivas e educadas em sua vida.

O primeiro passo rumo ao desenvolvimento de relacionamentos positivos é estar consciente da relação que você mantém consigo mesmo. Se você possui baixa autoestima, ostenta uma atitude negativa e um ego frágil, é bem menos provável que consiga cultivar relacionamentos positivos. Em contrapartida, se você trata a si mesmo como gostaria que os outros o tratassem, isso já representa um ótimo ponto de partida. Também é muito importante tratar os outros como você gostaria de ser tratado. Manter-se absolutamente consciente de seu próprio comportamento, e também do efeito que você exerce sobre os outros, é essencial.

É fundamental que as pessoas que você convida a fazer parte de sua vida estejam lá porque você assim o permitiu. Às vezes é muito bom observar os indivíduos que você mantém ao seu lado – eles certamente exercerão uma enorme influência em sua vida, e de várias maneiras.

RELACIONAMENTOS

Uma das experiências mais profundas que podemos vivenciar é a **conexão** que mantemos com outros seres humanos. Naturalmente as pessoas que se envolvem em relações de carinho, amor e apoio têm maiores chances de se sentirem mais saudáveis, felizes e satisfeitos com a vida, e, ao mesmo tempo, menos inclinados a apresentar problemas de saúde física ou mental ou a fazer coisas que possam ser ruins para si mesmas. Pessoas que mantêm relacionamentos baseados em amor e suporte, **ajudam-se mutuamente**, tanto em termos práticos quanto emocionais. Elas não apenas compartilham os bons momentos, mas também se revelam presentes e valiosas nos tempos difíceis. Uma amizade amorosa é capaz de reduzir pela metade o tamanho de nossos problemas e duplicar nossas alegrias, e, ao fazê-lo, torna nossa jornada bem mais agradável.

Quando os relacionamentos funcionam bem, eles podem se revelar uma experiência positiva para todos os envolvidos. Em contrapartida – e tenho certeza de que todos nós já vivenciamos algo desse tipo –, quando uma relação é **interrompida**, e nos encontramos em uma situação de conflito ou simplesmente não nos conectamos mais a alguém, isso pode ser absolutamente frustrante, exaustivo e exercer um efeito prejudicial sobre nossa felicidade.

O relacionamento que mantemos com nós mesmos também é muito importante. Como já mencionado no Capítulo 2, todo indivíduo deve se comportar como seu melhor amigo.

Afinal, se você não gosta de si mesmo, como pode esperar cultivar uma experiência realmente positiva consigo mesmo?

Veja a seguir algumas dicas que irão ajudá-lo a desenvolver relações mais positivas e saudáveis em sua vida.

ACEITE E CELEBRE AS DIFERENÇAS

Uma das melhores coisas da vida é o fato de todos nós sermos **diferentes**. Contudo, paradoxalmente, um dos maiores desafios que enfrentamos em nossos relacionamentos é justamente o fato de diferirmos uns dos outros. Podemos perceber o mundo de várias maneiras. Um grande obstáculo com o qual certamente deparamos quando tentamos construir relações é o desejo, ou a expectativa, de que o outro pense do mesmo modo como nós, o que criaria maior afinidade entre as partes. Em geral nos sentimos mais confortáveis quando percebemos que o outro "entende" o modo como pensamos e compreende nosso ponto de vista. Todavia, se todos fossem iguais a vida do ser humano seria bastante monótona. E embora isso pudesse, a princípio, facilitar as coisas, a novidade dessa "igualdade" logo se dissiparia.

Portanto, a despeito de ostentarmos personalidades distintas, o primeiro passo para construirmos relacionamentos é aceitarmos o fato de que todos nós somos realmente diferentes uns dos outros. Cada indivíduo conta com seu próprio conjunto de pontos positivos e negativos. Neste sentido, será bem melhor e mais produtivo investir tempo e esforços no aprimoramento das próprias limitações, que desperdiçá-lo criticando características alheias. Também é fundamental nos concentrarmos nos pontos positivos das pessoas, e aceitarmos o fato de que para cada um deles sempre haverá um contraponto negativo.

Focalizar as qualidades do ser humano, celebrá-las e inclusive alimentá-las, são maneiras de reforçar futuros comportamentos positivos. Muitos relacionamentos acabam pelo simples fato de as pessoas investirem tempo demais corroendo a autoestima alheia por meio de críticas negativas, e tentando fazer com que o outro se transforme em algo que não é. Também é crucial reconhecermos que, às vezes, o que não gostamos ou aceitamos no outro é justamente algo que **não apreciamos em nós mesmos!**

ESCUTE DE MANEIRA EFETIVA

Saber escutar é uma **habilidade fundamental** para o ser humano. Para estimular a autoestima do outro, nada melhor que escutá-lo. Trata-se de uma forma silenciosa de elogio, que faz com que o indivíduo se sinta apoiado e valorizado. Escutar e compreender o que os outros nos dizem, e receber o mesmo tratamento em contrapartida, são os requisitos mais importantes para uma interação bem-sucedida. Quando um indivíduo decide se comunicar com outra pessoa, ele o faz para atender a uma necessidade pessoal – ele deseja algo, se sente desconfortável, abriga sentimentos ou pensamentos em relação a alguma coisa ou situação. Ao decidir comunicar-se, ele seleciona um método, ou código, que acredita ser eficiente para transmitir sua mensagem ao outro. O código utilizado para enviar essa mensagem pode ser verbal ou não verbal. Quando a outra pessoa recebe a mensagem codificada, ela passa a decodificá-la ou interpretá-la para conseguir compreender seu significado. A comunicação efetiva entre duas pessoas ocorre quando o receptor interpreta e entende a ideia enviada pelo transmissor exatamente como este planejava. **Simples, você poderia pensar!**

O motivo de possuirmos dois ouvidos e apenas uma boca é o fato de que escutar é duas vezes mais difícil que falar.

Existem três modos básicos de escuta:

1. **Escuta competitiva ou combativa** – Ocorre quando estamos mais interessados em promover nosso próprio ponto de vista que em compreender ou explorar a perspectiva do outro. Neste caso, preocupamo-nos em: 1º) encontrar espaço para assumir o controle do diálogo ou 2º) perceber possíveis falhas e/ou pontos fracos no discurso do interlocutor, que possam ser atacados posteriormente. Enquanto fingimos prestar atenção no que é dito, estamos impacientemente aguardando por uma oportunidade de falar ou internamente formulando nossa refutação e planejando uma resposta pungente e devasta-

dora o suficiente para jogar por terra o argumento do outro, nos tornando os grandes vencedores do embate.

2. **Escuta passiva ou atenciosa** – Acontece quando nos mostramos genuinamente interessados em ouvir e compreender o ponto de vista alheio. Prestamos atenção no que é dito, mas o fazemos de maneira passiva. Neste caso, partimos do pressuposto que escutamos e entendemos corretamente a mensagem, mas não ratificamos seu conteúdo.

3. **Escuta ativa ou reflexiva** – Trata-se da forma mais importante e útil da habilidade de escutar. Na escuta ativa também nos mostramos verdadeiramente interessados em compreender o que o outro está pensando, sentindo e desejando, ou seja, o real conteúdo de sua mensagem. Porém, neste caso, antes de simplesmente respondermos ao interlocutor, preocupamo-nos em verificar se de fato entendemos o que nos foi dito. Para isso, tratamos de reafirmar ou parafrasear a mensagem recebida, apresentando nosso próprio entendimento e refletindo-o para verificação. Esse processo de *feedback* é o que distingue a escuta ativa das demais, e a torna mais eficiente.

Escutar de maneira efetiva é bastante complicado, pois as pessoas costumam variar no uso de suas habilidades de comunicação e também no grau de clareza com que expressam suas ideias. Além disso, suas interações abrigam diferentes necessidades, desejos e propósitos. Esses diferentes tipos de troca ou de níveis de comunicação também dificultam o processo.

Como receptores, preocupamo-nos com o nível que consideramos mais importante. Todavia, falhar em reconhecer aquele que é mais relevante para o emissor pode resultar em uma espécie de cruzamento de linhas, em que ambos os lados estarão claramente em sintonias distintas. Em geral, o objetivo do contato e a própria natureza da relação com a outra pessoa, irão determinar que nível (ou níveis) de comunicação é (são) mais adequado (s) e interessante (s) para um tipo específico de interação. Se não determinarmos os elementos mais apropriados, não seremos suficientemente efetivos e, inclusive, poderemos piorar a situação como um todo.

Há uma enorme diferença entre meramente ouvir as palavras pronunciadas e, de fato, escutar a mensagem transmitida. Quando escutamos de maneira efetiva, compreendemos o que o interlocutor está pensando e/ou sentindo a partir de sua própria perspectiva. É como se realmente nos colocássemos no lugar do outro, observássemos a situação com seus próprios olhos e escutássemos com seus ouvidos. Nosso ponto de vista pode até ser diferente e talvez sequer concordemos com a opinião do emissor, mas, conforme escutamos o que ele nos diz, entendemos a situação a partir de sua perspectiva pessoal. Para escutar de modo efetivo, precisamos, portanto, estar ativamente envolvidos no processo de comunicação.

DOE SEU TEMPO ÀS PESSOAS

Ser capaz de **doar** parte do seu tempo aos outros é um dom **grandioso**. Porém, em um mundo no qual o tempo se tornou um artigo simplesmente vital, e em que constantemente tentamos encaixar mais do que uma única existência, nem sempre conseguirmos compartilhá-lo com as pessoas que amamos, os amigos e os colegas. De certo modo, a **tecnologia** parece ter **destruído nossa habilidade de construir afinidade** com as pessoas. Neste sentido, tentamos realizar várias tarefas simultaneamente, conversando e enviando mensagens de textos, tudo ao mesmo tempo!

Entretanto, estar física e mentalmente presente durante o tempo que compartilhamos com os outros é fundamental. Quando se está com alguém, é preciso realmente estar com essa pessoa, e não pensando no passado ou se preocupando com o futuro. A conexão que mantemos com os outros é a pedra fundamental de nossa própria existência. Devotar tempo, energia e esforço para a construção e o desenvolvimento de relacionamentos é uma das habilidades mais valiosas do ser humano.

DESENVOLVA SUAS HABILIDADES DE COMUNICAÇÃO

A comunicação não se instala quando você diz alguma coisa, mas quando seu interlocutor de fato compreende o que você diz. Um dos maiores perigos da comunicação está no fato de operarmos em cima da pressuposição de que o receptor escutou e entendeu a mensagem que tentamos transmitir.

Quantas vezes já deparamos com situações de conflito no ambiente de trabalho geradas por falhas de comunicação que levaram à perda de tempo precioso, ao não cumprimento de prazos e até mesmo a sérios desentendimentos internos?

Como já mencionado, é muito fácil ver as coisas pela nossa própria perspectiva, mas bem mais complicado observá-las a partir da ótica alheia. Cada um de nós tem sua própria personalidade e formação, assim como suas próprias ideias e crenças.

Uma comunicação defeituosa no ambiente de trabalho pode levar a uma cultura marcada por **reclamações, calúnias** e **acusações**, o que, por sua vez, exercerá forte efeito sobre os níveis de estresse, em especial quando as pessoas não compreendem a situação ou sentem que foram enganadas. Em contrapartida, quando a comunicação funciona bem, pode promover um efeito bastante positivo sobre o moral dos funcionários – motivando-os a estarem presentes e a realizarem um ótimo trabalho.

O desenvolvimento da comunicação nos forneceu um conjunto de novas mídias, em especial nas últimas décadas: as mensagens eletrônicas (*e-mails*), os comunicadores instantâneos (*instant messaging*), a Internet e os celulares. Não há dúvida de que todas essas facilidades indiscutivelmente ampliam nossa capacidade de comunicação. Todavia, se mal utilizados, esses mecanismos podem criar vários problemas e situações inusitadas no ambiente de trabalho. É impressionante, por exemplo, o número de pessoas que, apesar de estarem sentadas a menos de **dois metros** do colega, optam por enviar-lhe um *e-mail* em vez de conversarem diretamente. E devo reconhecer que também cometo esse tipo de pecado.

Com a criação e disseminação de um número cada vez maior de tecnologias e equipamentos voltados para o consumidor, o maior perigo é o de estarmos começando a nos **afastar do convívio humano em nossa vida cotidiana**. De fato, esse mesmo cenário se repete nos ambientes de trabalho de todo o mundo, e já chegamos a um ponto em que, se assim o desejarmos, somos capazes de enfrentar um dia inteiro de trabalho sem trocar uma única palavra com qualquer colega.

É óbvio que se continuarmos a evitar a comunicação direta com outras pessoas, nossas **habilidades interpessoais** sofrerão as consequências dessa opção. A maioria dos seres humanos precisa de **interação pessoal**. Somos criaturas sociais e nos desenvolvemos justamente ao cultivarmos e desenvolvermos relaciona-

RELACIONAMENTOS POSITIVOS

mentos com os outros. De fato, muitas organizações encorajam a interação social entre seus funcionários. Elas entendem que um senso comunitário corporativo é capaz de afetar positivamente o moral do grupo, evitar o absenteísmo e melhorar o desempenho da equipe como um todo.

Os métodos modernos de comunicação podem, portanto, representar um avanço e, ao mesmo tempo, um obstáculo para os seres humanos. Graças à introdução do sistema de *e-mails*, já não encontramos memorandos impressos em nossas mesas, afinal, através do sistema computadorizado, documentos virtuais podem ser enviados de maneira mais rápida e alcançar vários colegas simultaneamente. Todavia, embora essa grande economia de papel seja uma benção para os ambientalistas, não ajuda em nada a promover a comunicação interpessoal.

Outro fator de risco em relação aos *e-mails* diz respeito ao processo de leitura – se esta não for cuidadosa, pode provocar interpretações equivocadas. Outra prática negativa na comunicação é atender ao telefone enquanto se continua lendo as mensagens de texto. Além de ser fácil para o interlocutor identificar quando isso acontece – já que a pessoa do outro lado da linha não parece lhe dar a devida atenção –, também demonstra falta de educação. Lembre-se de que o fato de a outra pessoa não estar à sua frente não serve de desculpa.

ADMINISTRE ADEQUADAMENTE A TECNOLOGIA MÓVEL

Atualmente, quase todo mundo possui um telefone celular. Aliás, muitas pessoas já contam com dois ou mais aparelhos. Porém, enquanto esse tipo de equipamento é crucial em situações de emergência – e uma ferramenta de comunicação super eficiente –, ele também pode representar uma enorme **distração** quando seu proprietário desconhece as normas de etiqueta intrínsecas em seu uso.

Quantas vezes você já viu indivíduos manuseando seus celulares durante o horário de trabalho? Em quantas ocasiões testemunhou o toque de algum aparelho enquanto participava de uma reunião e até mesmo dentro transporte público? Em quantas oportunidades seus colegas se esqueceram de levar consigo seus telefones, o que acabou resultando em uma cacofonia de toques irritantes que vão desde *Ai Se Eu Te Pego* até a *Quinta Sinfonia* de Beethoven?

Certa vez conversei com uma jovem que afirmou sentir-se desprezada por seu chefe. Quando lhe perguntei o motivo, fiquei horrorizado com a explicação: durante a avaliação anual da funcionária, o telefone do gerente responsável tocou e ele simplesmente resolveu adiar o resto da conversa por conta de alguma outra coisa importante que teria surgido durante a ligação. **Quanta delicadeza, não é mesmo?**

Com frequência assisto a usos equivocados da tecnologia móvel – atitudes capazes de exercer efeitos negativos sobre a tentativa de as pessoas construírem relacionamentos positivos. O fato de você realmente "estar presente" quando em companhia de outras pessoas não demonstra apenas que você as valoriza, mas que possui boas maneiras.

APRENDA A OFERECER E RECEBER *FEEDBACK*

Em minha opinião, *feedback* é o alimento do progresso. Embora ele nem sempre seja palatável, pode se revelar extremamente útil para o ser humano. A habilidade de fornecer *feedback* construtivo a outras pessoas é bastante benéfica, uma vez que irá ajudá-las a reconhecer seu verdadeiro potencial. Essa prática também pode contribuir para se estabelecer relações verdadeiramente positivas e mutuamente proveitosas. A partir da perspectiva pessoal de um indivíduo, qualquer *feedback* recebido representa informação extra gratuita. Caberá ao receptor decidir se irá utilizá-la ou descartá-la. De fato, o oferecimento de *feedback* é uma prestação de serviços, pois permite ao indivíduo que o recebe enxergar seus próprios pontos cegos e ainda contar com uma perspectiva diferente. Quanto mais receptivo nos mostrarmos em relação ao recebimento de *feedbacks*, mais úteis eles se revelarão.

Ao oferecer *feedback* a outras pessoas, você estará retribuindo um favor. Porém, vale lembrar que alguns indivíduos consideram extremamente desafiadora a tarefa de aceitar e/ou oferecer *feedbacks*, mesmo quando estes são positivos. Muitos se sentem constrangidos ao receber elogios, e, ao mesmo tempo, adotam uma postura defensiva diante de comentários que são percebidos como críticas. Grande parte dessas reações tem a ver com o modo como o *feedback* é fornecido. Pessoalmente, já houve ocasiões em que, ao receber *feedback*, senti que estava sendo tratada com arrogância e condescendência. Porém, a habilidade-chave

RELACIONAMENTOS POSITIVOS

neste caso é enxergar além da técnica de fornecimento utilizada pelo interlocutor e concentrar-se na qualidade da mensagem fornecida. Lembre-se: trata-se de um presente; **informação gratuita**.

Ao adquirir a habilidade de fornecer *feedback* da maneira correta, é fundamental que antes de oferecê-lo você faça a si mesmo duas perguntas: 1º) "Será que essa informação será útil para o receptor?" e 2º) Será que o receptor poderá agir de posse desses dados?" Se a resposta para ambas as perguntas for afirmativa, então o *feedback* será construtivo.

Já há alguns anos aprendi que uma boa abordagem é dizer à pessoa o que ela fez, explicar os efeitos dessa ação e então ajudá-la a explorar alternativas, caso o resultado tenha sido negativo, ou incentivá-la a continuar agindo da mesma maneira, se o resultado obtido tiver sido positivo. É fundamental encontrar um equilíbrio entre ambos. De vez em quando, tanto no trabalho como nos relacionamentos com pessoas amadas, nos concentramos demais naquilo que alguém está fazendo de errado, e nos esquecemos de celebrar os resultados positivos que irão estimular bons comportamentos e elevar a autoestima desse indivíduo.

APRENDA A CONFIAR MAIS

Há muito tempo, meu irmão e eu tivemos um longo debate filosófico sobre o que seria mais importante em um relacionamento: **amor**, **confiança** ou **paixão**. Na época eu era bem mais jovem e um tanto ingênua, e estava completamente envolvida pela emocionante montanha russa que representa a busca do indivíduo por emoções. Porém, com o tempo eu amadureci e compreendi que a confiança é extremamente importante em qualquer relação. Anos mais tarde entreguei ao meu irmão a fotografia de uma menina que sorria e olhava de maneira fixa e confiante para a câmera, com um chapéu no formato de uma pata de elefante na cabeça. A conclusão foi: **"Confiar é mais importante que amar."** Acredito que isso seja verdade porque nenhum amor irá durar sem as quantidades certas de respeito e confiança.

Entretanto, confiar no outro exige coragem. No passado já me senti decepcionada, e sei que também decepcionei algumas pessoas. Porém, simplesmente não podemos esperar do outro mais do que nós mesmos somos capazes de dar. O primeiro passo é aprender a utilizar esse sentimento em relação a você mesmo. Sendo assim, é crucial confiar em si mesmo para conseguir encarar decepções causadas por pessoas a quem você ama; para ser capaz de fazer sempre o melhor, e na maior parte do tempo; para jamais desistir da esperança de que amanhã será um dia melhor – e, mesmo que não o seja, confiar que você será capaz de lidar com isso. Enfim, é preciso aprender a confiar que, no final, todos os momentos em que sentiu o coração partido, todos os desapontamentos e todas as lições arduamente aprendidas terão um sentido em sua vida.

A partir do momento em que confiarmos em nós mesmos, estaremos mais abertos a acreditar nos outros. É importante confiar tanto quanto você se sentir pessoalmente confortável em fazê-lo, aceitando o fato de que, de vez em quando, as pessoas irão decepcioná-lo. Às vezes você irá preferir se esconder e se recusar a confiar novamente, mas, se tiver a certeza de que sempre após enfrentar qualquer situação complicada você sairá dela mais forte e mais esperto, então perceberá que o risco a correr não é realmente tão grande. Não desista das pessoas, afinal, a maioria delas não está tentando machucá-la ou magoá-la. De fato, o pequeno grupo de indivíduos que tem essa intenção, não desempenha um papel assim tão importante ou prolongado em sua vida, então, faça a si mesmo um favor: deixe que eles sigam seu caminho e mantenha seu coração e sua mente abertas.

DESENVOLVA EMPATIA

Há muito tempo aprendi um provérbio bastante interessante: **"As pessoas se esquecerão do que você disse; elas se esquecerão do que você fez, mas jamais se esquecerão de como você as fez sentir."** Empatia e compreensão são sentimentos que criam uma conexão entre os seres humanos. Empatia é um estado de percepção e relação com os sentimentos e as necessidades alheias, sem acusações, conselhos ou tentativas de se resolver a situação. Significa ter a capacidade de "ler" o que está dentro do outro e interpretar as mensagens, tornando-se capaz de ajudá-lo, de oferecer-lhe o apoio de que precisa e de desenvolver confiança mútua.

Compreender outra pessoa e sentir-se verdadeiramente empático em relação a ela é um ato intuitivo. Através dele, você concentra toda a sua atenção na experiência alheia, deixando de lado suas próprias questões. Ser plenamente empático signi-

RELACIONAMENTOS POSITIVOS

fica ajudar o outro a sentir-se suficientemente seguro para se abrir e compartilhar suas experiências. Ao se revelar empático e compreensivo, você fará com que a outra pessoa perceba que ela não está completamente isolada em sua aflição; lhe oferecerá um abrigo seguro para que ela possa se recuperar e se fortalecer, sabendo que sempre poderá contar com alguém compassivo e apoiador.

Vale lembrar que empatia difere de simpatia. É claro que quando alguém é simpático com o outro, isso também implica em algum tipo de apoio. Porém, de modo geral, este sentimento é abastecido por pena. Neste caso, prevalecerá certa distância emocional em relação aos sentimentos alheios. Uma abordagem empática e compreensiva implica em realmente conseguir sentir ou imaginar a real profundidade do sentimento do outro. Significa **sentir junto com** o outro, e **não sentir pena** dessa pessoa.

A palavra empatia vem do grego *empatheia* (paixão, estado de emoção). Ela é formada pelo prefixo *em* + *pathos* (emoção, sentimento). A ideia é, portanto, "estar dentro do sentimento alheio". Implica em "estar na pele do outro," em compartilhar sua carga e ser capaz de compreender a real perspectiva desse indivíduo.

DEIXE CERTAS COISAS PARA TRÁS

Quando eu ainda estava na escola havia uma jovem que eu considerava como minha **"melhor amiga"**. Um dia, porém, ela decidiu se tornar a "melhor amiga" de outra pessoa. Fiquei absolutamente devastada. Foi a primeira vez em que eu tive de enfrentar a rejeição. Lembro-me de que foi uma perda terrível. Na época, senti-me extremamente enciumada em relação a essa **"nova melhor amiga"**.

Um dia tentei compartilhar esse sentimento com o meu pai e ele me explicou que relacionamentos são como areia nas mãos – se você apertar muito ela simplesmente escapará por entre os dedos. Ele disse que é impossível controlar o espírito humano e que, às vezes, é preciso deixar certas coisas para trás.

Anos mais tarde, alguém me enviou um poema intitulado *Razão, Estação e a Vida Toda*, que sugere que as pessoas podem entrar em sua vida em três circunstâncias diferentes. Às vezes, elas surgem para **ensiná-lo** alguma coisa ou para ajudá-lo em alguma tarefa específica. Em outras ocasiões, elas permanecem apenas **por uma estação**, o que, aliás, não significa que a experiência não possa ser positiva e bastante prazerosa. Existem ainda aquelas que entram em sua vida e ali **permanecem para sempre**. O texto como um todo é bastante interessante, mas, para mim, a mensagem principal é a importância de aceitarmos cada encontro pelo que ele realmente é, extrair dele o que quer que ela possa nos oferecer e apreciar a experiência.

Cada relacionamento que mantemos pode nos ensinar algo importante. Ao construímos relações positivas com as outras pessoas nos tornaremos indivíduos mais felizes, mais realizados e nos sentiremos não somente mais apoiados, mas também mais prontos para oferecer apoio aos outros e para nos mantermos conectados.

Relacionamentos positivos: principais dicas

✓ Assegure-se de que a relação que você mantém consigo mesmo seja positiva.
✓ Aceite e celebre o fato de todos nós somos diferentes.
✓ Ouça com atenção para ser capaz de realmente escutar e compreender o que as outras pessoas têm a lhe dizer .
✓ Doe seu tempo às pessoas e esteja de fato presente ao lado delas.
✓ Desenvolva e aprimores suas habilidades de comunicação.
✓ Administre bem a tecnologia móvel e esteja consciente de seus pontos negativos.
✓ Aprenda a oferecer e a receber *feedback* construtivo.
✓ Abra seu coração e encontre a coragem para confiar.
✓ Aprenda a ser mais compreensivo e empático.
✓ Trate as pessoas como gostaria de ser tratado.

"Hoje deparamos com a seguinte realidade: se a civilização quiser sobreviver, todos nós teremos de aprender a cultivar a ciência das relações humanas (...) a habilidade de todos os povos, independentemente de sua origem, viverem juntos, em um só mundo e em paz."

Franklin D. Roosevelt

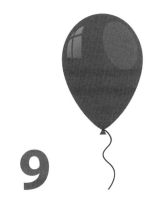

9
EQUILÍBRIO NA VIDA

"Sabedoria é sua perspectiva de vida, seu senso de equilíbrio, sua compreensão do modo como várias partes e princípios se aplicam e se relacionam uns com os outros."

Steven R. Covey

Era uma vez um jovem rapaz que estava decidido a descobrir o segredo de uma vida feliz. Depois de anos procurando, e sem encontrar nenhuma resposta satisfatória, ele deparou com um homem que lhe sugeriu que fosse até uma caverna, onde acharia um poço.

"Pergunte ao poço qual é a verdade, e ele a revelará a você," aconselhou o homem.

Então, depois de encontrar o tal poço, o jovem rapaz fez sua pergunta e, das profundezas do buraco, escutou a seguinte resposta: "Vá até o vilarejo no final da estrada e lá você encontrará o que busca."

Cheio de esperança e expectativa, o jovem rapaz correu até o vilarejo, onde encontrou somente três estabelecimentos, bem pouco interessantes. O primeiro vendia peças de metal, o segundo comercializava madeira e o terceiro, fios de aço bem finos. Nada e ninguém naquele local parecia ter absolutamente nada a ver com a revelação da felicidade.

Desapontado, o rapaz retornou ao poço para exigir uma explicação, mas a única resposta que recebeu foi: "No futuro você entenderá." Quando o jovem protestou tudo o que ouviu de volta foram ecos de suas próprias palavras. Indignado por ter sido feito de tolo – pelo menos foi isso o que pensou na época –, o rapaz prosseguiu em sua busca.

Conforme os anos se passaram, a memória daquela experiência vivida no poço gradualmente se esvaiu de sua mente, até que uma noite, enquanto caminhava sob a luz da lua, sentiu-se atraído pelo som de um violino. O instrumento estava sendo lindamente executado, e com grande habilidade.

Profundamente tocado, o rapaz seguiu em direção ao músico e, ao chegar mais perto, concentrou-se no violino. De repente, ao perceber o que de fato estava a sua frente, ele sentiu uma explosão de júbilo.

O violino em questão era feito de peças de metal, madeira e fios de aço, os mesmos ingredientes vendidos nos três estabelecimentos que visitara no passado e que, na época, lhe pareceram tão pouco significativos.

Finalmente ele compreendeu a mensagem do poço.

De fato, já temos à nossa disposição tudo de que precisamos para sermos felizes. Nossa tarefa e juntar todos os ingredientes e usá-los da maneira adequada. Nada é suficientemente significativo se continuarmos a percebê-lo como um fragmento isolado.

Assim que juntamos todas as partes em um todo, uma nova entidade emerge à nossa frente – algo que jamais teríamos percebido se continuássemos a olhar para os fragmentos isolados.

****

No que se refere a viver uma vida feliz e saudável, essa história faz uma analogia perfeita. Acredito piamente que, para aproveitar a felicidade de maneira sustentável, precisamos **aprender a conectar todas as partes isoladas de nossa vida**. Para isso, temos de adotar uma abordagem holística. Isso significa encontrar equilíbrio, investir energia e cuidar com atenção de nossa mente, nosso corpo e nossa alma.

Quando nossa vida está tumultuada, toda nossa energia se concentra em questões específicas. Em situações como essa, é muito fácil perceber-se totalmente fora do equilíbrio e inclusive desatento em relação a importantes questões da vida pessoal.

Imagine a vida como um *show* de malabarismo em que você brinca tentando equilibrar cinco bolas. Cada uma delas tem um nome: **trabalho**, **família**, **saúde**, **amigos** e **alma**, e seu trabalho é fazer com que todas elas permaneçam no ar. Logo você aprenderá que a bola denominada trabalho é de **borracha**. Se você derrubá-la, ela irá simplesmente quicar. Já as outras quatro bolinhas – família, saúde, amigos e alma – são feitas de **vidro**. Se deixar cair qualquer uma delas o dano, seja parcial ou integral, será irremediável.

Na vida agitada em que vivemos, com frequência acabamos negligenciado as coisas que realmente importam. O trabalho assume uma posição de destaque, enquanto nossa saúde e/ou nossos relacionamentos ficam em segundo plano e começam a se desintegrar. Afinal, já não dispomos de tempo para cuidar deles. Infelizmente, em situações como essas algumas crianças crescem mantendo uma relação mais profunda com a TV ou a Internet do que com os próprios pais.

EQUILÍBRIO NA VIDA

"Equilíbrio entre vida pessoal e trabalho" – este é o mantra que tem sido repetido pelas pessoas desde os anos 1970. Pessoalmente, **não acredito nesse conceito**, pois ele parte do pressuposto de que o ser humano tenha um emprego e uma vida pessoal! Todavia, a realidade nos mostra uma situação bem diferente: a maioria de nós passa mais tempo no trabalho que em sua própria casa; investimos mais horas ao lado de nossos colegas que em companhia de nossos familiares e/ou amigos. Nesse sentido, acredito que as expressões mais adequadas sejam **"equilíbrio entre o lar e o trabalho"** ou **"equilíbrio na vida"**.

O trabalho está rapidamente se transformando na maneira pela qual nos definimos enquanto seres humanos. Atualmente ele tem sido usado para responder a algumas perguntas bastante tradicionais, como: "Quem sou eu?" e "Como encontro significado e propósito em minha vida?" De fato, o trabalho já não é apenas uma questão econômica, mas de identidade. Há cerca de 50 anos as pessoas possuíam várias fontes distintas de identidade: religião, classe social, nacionalidade, afiliação política, raízes familiares, origens geográfica e cultural, entre outras. Porém, nos dias de hoje, a maioria dessas fontes – senão todas elas – foi substituída pelo **trabalho**.

Por sua vez, a ideia de "equilíbrio entre o lar e o trabalho" revela-se também bastante complicada. A razão para isso é bem simples: nos dias de hoje as forças de trabalho são formadas por indivíduos de origens cada vez mais culturalmente diversas e, ao mesmo tempo, por representantes de diferentes gerações – cada qual com seu próprio conjunto de prioridades. Além disso, os próprios empreendimentos apresentam diferentes estágios de desenvolvimento. Portanto, em vez de adotarmos o conceito genérico e padronizado de "equilíbrio entre o lar e o trabalho", faz-se necessário que compreendamos que é nossa responsabilidade nos certificarmos da implantação de estratégias pessoais que nos ajudem a adquirir uma melhor perspectiva sobre o modo como equilibramos nosso tempo e nossa energia dentro dos dois ambientes.

Um fator crucial é saber estabelecer uma distinção entre o trabalho e o lar – e ter a clara percepção de todas as negatividades que prevalecem entre ambos. Se não formos absolutamente cuidadosos nesse sentido, podemos adquirir o péssimo hábito de descarregar sobre nossos familiares todos os nossos descontentamen-

EQUILÍBRIO NA VIDA

tos e as nossas queixas após mais um dia tumultuado de expediente, infectando a tudo e a todos com o estresse vivenciado no trabalho. Neste caso, uma ótima alternativa é, sempre no final de cada dia, investir algum tempo compartilhando sucessos e conquistas e se concentrando nos resultados positivos obtidos.

A vida é igualmente importante, seja no trabalho ou em casa. A **chave para a felicidade** está em encontrarmos o equilíbrio certo que nos permita extrair o máximo que cada um dos ambientes é capaz de nos proporcionar.

ENCONTRANDO O EQUILÍBRIO

Ao longo dos últimos 30 anos, tem havido um aumento substancial na carga de trabalho de cada indivíduo. Acredita-se que isso se deva, pelo menos em parte, ao uso da tecnologia de informação e à prevalência de ambientes de trabalho intensos e bastante competitivos. Muitos especialistas previram que o advento da tecnologia eliminaria a maioria das tarefas domésticas, dando às pessoas mais tempo livre para que apreciassem atividades de lazer. Infelizmente, entretanto, muitos optaram por ignorar tal opção. Essas pessoas sentiram-se estimuladas não apenas por uma cultura consumista, mas também por uma agenda política que elevou a ética no trabalho a patamares sem precedentes.

O equilíbrio na vida e a felicidade pessoal não dependem necessariamente do fato de o indivíduo ganhar mais dinheiro ou se mostrar mais bem-sucedido no trabalho ou em um determinado empreendimento. Outros elementos podem causar um impacto bem mais profundo sobre o bem-estar do ser humano: a idade e o estágio de vida, por exemplo, afetam de maneira especial tudo aquilo o que nos faz sentir felizes e bem equilibrados. O mesmo ocorre em relação à nossa personalidade – que se origina na tipificação genética – à nossa criação e às nossas experiências de vida.

O **equilíbrio na vida** é, portanto, algo distinto e em constante mutação em cada pessoa. Não há uma fórmula específica para todos; nenhuma abordagem é absolutamente correta para cada indivíduo, tampouco para todas as fases de sua vida. A busca pela felicidade é ainda mais complicada, pois os fatores que mais afetam o bem-estar individual são comumente ignorados ou subpriorizados no ambiente de trabalho e/ou nos treinamentos, assim como pela mídia.

Também nas escolas, o equilíbrio na vida e a felicidade pessoal são questões amplamente ignoradas, além de raramente exploradas ou recomendadas como merecedoras de serem perseguidas.

Sendo assim, ao longo de toda a vida o ser humano não considera fácil a tarefa de avaliar de maneira adequada as questões que verdadeiramente determinam sua felicidade e/ou seu equilíbrio pessoal. Porém, assim como ocorre com a maioria das coisas na vida, ambos os itens podem ser obtidos e administrados, desde que saibamos quais são os componentes e as causas do nosso próprio bem-estar. Desse modo, o equilíbrio na vida pode perfeitamente ser compreendido, planejado e atingido, como qualquer outra ambição.

Uma vez que você tenha criado espaço na vida para as coisas que ama, bastará estabelecer o equilíbrio ideal entre todas elas. Você pode ter uma vida repleta de coisas que aprecia, mas pode ser que a maior parte ainda seja só trabalho. O melhor a fazer é contar com outras coisas para garantir o equilíbrio em sua vida.

A **variedade é o tempero da vida**, portanto, vale a pena tornar sua vida interessante. Veja a seguir algumas ideias que poderão ajudá-lo a manter o equilíbrio na vida.

Encontre seu próprio equilíbrio

Como já mencionado, o equilíbrio é uma questão individual, portanto, cada pessoa precisa encontrar o seu. Cabe a você estabelecer prioridades, fazer ajustes e decidir o que quer e/ou não quer. Você poderá pedir conselhos e sugestões, buscar *feedback* e até avaliar o que já funciona para outras pessoas. Porém, o que irá resolver no seu caso somente você poderá definir. É preciso que você assuma responsabilidades sobre essa questão. Nunca diga a si mesmo que deveria ser capaz de fazer uma determinada coisa e, ainda mais importante, jamais dê ouvidos a qualquer pessoa que tente lhe dizer o que você deveria ou não deveria ser capaz de realizar!

Preste atenção às suas próprias necessidades e ao seu próprio bem-estar. Mantenha-se conectado àquilo que você realmente é; atente para o modo como você age e reage, tanta física quanto emocionalmente. Escute sua própria intuição. Caso sinta que está constantemente fora do equilíbrio, é porque de fato você está! É hora de prestar atenção ao que está acontecendo e reavaliar a situação.

Estabeleça prioridade e faça-o de maneira efetiva

Todo e qualquer sistema de gerenciamento de tempo diz ao interessado que, em vez de perder tempo com questões menores, ele precisa priorizar seus projetos para garantir que sempre esteja trabalhando naquilo que lhe é mais importante. Todavia, poucos desses sistemas explicam exatamente como fazê-lo. Mas, então, como se pode decidir que tarefa é verdadeiramente mais importante em qualquer momento específico? Será aquela considerada mais urgente? Ou talvez a que irá agradar mais a outra pessoa? Quem sabe a que irá promover os maiores ganhos financeiros? Ou ainda aquela que lhe proporcionará maior felicidade?

Em **primeiro lugar**, é fundamental implantar um método de priorização inteligente. Sem isso você acabará perdendo a consistência em suas ações e saltando aleatoriamente de uma tarefa para outra. Para que essa priorização seja eficaz e significativa, é imperativo que o seu objetivo esteja absolutamente claro – seja ele um conjunto de metas ou uma declaração de missão (ou propósito) pessoal. O papel da priorização é, portanto, ajudar o indivíduo a atingir resultados positivos com o menor esforço possível. Outra consideração a se fazer diz respeito aos recursos de que você dispõe: **tempo**, **dinheiro**, **rede social** e **energia física**. Vale ressaltar que o tempo é o recurso mais desafiador entre todos, uma vez que não se pode tê-lo de volta.

Aprenda a administrar seu tempo de maneira mais bem-sucedida

Imagine que o seu tempo fosse uma conta bancária e que, a cada manhã, ela fosse creditada com 86.400 segundos. Porém, mesmo que no final do dia você não tivesse utilizado nem um único segundo desse crédito, todo esse tempo seria instantaneamente deduzido de sua conta. **O que você faria?**

Bem, acredito sinceramente que você se esforçaria ao máximo para gastar todos esses segundos. É impressionante o modo como acreditamos que o tempo sempre estará à nossa disposição e, então, nos arrependemos dos momentos que perdemos na vida.

Dois dos maiores desafios enfrentados por muitas pessoas estão relacionados à administração do tempo e à capacidade de priorização. É preciso encarar a verdade: cada um de nós ostenta seus próprios hábitos peculiares. Tenho certeza de que todos já colocamos outras pessoas sob pressão desnecessária simplesmente por não sermos tão organizados quanto seria o ideal.

É importante respeitarmos o tempo alheio. Se nossa falta de organização pessoal ou temporal atrapalha os outros, precisamos assumir total responsabilidade por isso e tentar resolver a situação. Além disso, vale a pena considerar que, independentemente do quão organizados nos consideremos, o dia ainda é composto de apenas 24 h. O tempo não muda. Tudo o que conseguimos administrar é nossa vida pessoal e o que fazemos com o tempo de que dispomos. Todos nós somos presas fáceis para os "desperdiçadores de tempo" que nos privam de horas e minutos preciosos que poderíamos usar de maneira bem mais produtiva. É tão fácil perder o foco e nos deixarmos distrair por coisas que parecem tão mais interessantes que a tarefa a nossa frente.

A **procrastinação** é a mais perversa ladra de tempo no universo, e adiar o que pode ser feito hoje é um pecado de que muitas pessoas certamente são culpadas. É tão mais fácil e confortável se livrar logo de uma vez daquela tarefa que você tanto detesta e evitar que ela fique pairando sobre a sua cabeça e fazendo com que você se sinta deprimido só em pensar nela.

Vale lembrar que, o foco da administração do tempo é mudar o comportamento das pessoas, não o próprio tempo.

Celebre o novo dia

Começar bem cedo é sempre o melhor caminho, assim você terá mais chances de atingir o equilíbrio perfeito – trata-se daquela porçãozinha extra de tempo que você dá a si mesmo. Quanto mais positivo for o seu dia, melhor para você. Nas palavras do dalai lama:

"Todos os dias, no momento em que você acordar, pense: 'Hoje tenho sorte por ter despertado, por estar vivo e por possuir uma preciosa vida humana. Não irei desperdiçá-la. Utilizarei todas as minhas energias para desenvolver a mim mesmo, expandir minha mente até os outros, alcançar a sabedoria e usá-la em prol de todos os seres vivos. Terei bons pensamentos em relação ao próximo; não ficarei irritado nem pensarei coisas ruins sobre os outros. Tentarei favorecê-los tanto quanto possível."

Uma dica que implementei em minha vida foi a de simplesmente não me utilizar do **"botão soneca"** do despertador. Sejamos honestos: às vezes é tão tentadora a ideia de pressionar aquele botãozinho, se esconder debaixo dos cobertores quentinhos e continuar dormindo confortavelmente. Porém, essa não é a melhor maneira de se começar o dia. Acordar e pular da cama para descobrir o que a vida tem para lhe oferecer é algo que certamente lhe trará resultados bem mais promissores!!!

De fato, há vários benefícios em não se pressionar o botão soneca do radiorrelógio: pela manhã as horas são tão mais tranquilas e silenciosas; é o período perfeito para se montar todo o cenário para o dia que está apenas começando. Além disso, você também descobrirá que, ao dar a si mesmo algum tempo extra, não ficará desesperado ao longo do dia, tentando dar conta de todos os compromissos agendados; neste caso, quaisquer pressões que encontrar pela frente se revelarão mais fáceis de encarar.

Considere o fator tempo de reflexão

O **tempo de reflexão** é muito importante. Neste mundo acelerado em que vivemos, às vezes achamos que não temos tempo suficiente para investir na tarefa de pensar. Porém, se estivermos sempre correndo atrás das coisas simplesmente não daremos a nós mesmos a oportunidade de rever e avaliar nossas ideias. Precisamos disso para determinar o que estamos fazendo, o quão bem o processo está se desenrolando e, inclusive, se estamos satisfeitos com os resultados.

Muitas vezes nossa vida sai dos trilhos e, como resultado, não percebemos para aonde estamos indo até que consigamos parar e realmente analisar a situação. Em outras ocasiões, estamos tão envolvidos com a rotina que não vemos que somos capazes de alterá-la. A autorreflexão regular é a resposta neste caso. Pense sobre como sua vida está se desenrolando, no modo como você está investindo seu tempo, e decida se precisa fazer mudanças. Em seguida, estabeleça tempo para efetuar essas alterações ou, se puder, implemente-as imediatamente.

Estabeleça uma linha divisória entre o lar e o trabalho

Quando você está apressado e sobrecarregado, é normal você começar a se preocupar com assuntos domésticos mesmo estando no trabalho e, e vice-versa. Entretanto, para seu bem-estar físico e emocional, é extremamente importante que você esteja de fato presente – de corpo e alma – no lugar onde tiver de estar, e que não tente se concentrar em questões que não estejam sob seu controle direto e imediato.

É crucial descarregar todos os pensamentos que estiverem em sua mente antes de sair de casa ou do trabalho. Anote em sua agenda tudo o que terá de fazer quando retornar para aquele ambiente específico. Se for o caso, use um *post-it* e cole-o na lateral do seu computador, sobre o telefone ou até mesmo na parede. Mantenha sua mente concentrada no fato de que essa simples anotação representará o fim dessa atividade, do dia de trabalho ou da tarefa doméstica. Feche a agenda, desligue o computador e afaste-se do telefone e do escritório. Estabeleça uma linha separando seu trabalho de sua casa. É impossível estar em dois lugares ao mesmo tempo, então, **escolha um só**.

Também é muito importante não levar para casa o estresse do dia de trabalho. No final do dia, caso decida conversar com a família sobre o ambiente profissional, concentre-se em suas realizações, não nos problemas ou eventuais fracassos. Você se sentirá bem mais feliz e positivo se optar por celebrar suas conquistas, além disso, essa abordagem mais leve promoverá uma atmosfera mais agradável em sua casa.

Estabeleça limites para si mesmo

Estabelecer limites pessoais é algo interessante para se fazer, seja no ambiente de trabalho ou em relação a qualquer outra atividade em que você decida se envolver

EQUILÍBRIO NA VIDA

profundamente. Se você trabalha entre dez e doze horas por dia, por exemplo, determine um limite máximo de oito horas por dia, e respeite-o.

Se tiver a sorte de contar com um horário flexível, talvez possa considerar trabalhar um número menor de horas, caso esteja tentando arranjar mais espaço livre em sua agenda. Se for do tipo autodisciplinado e mantiver uma abordagem inteligente de suas tarefas, talvez consiga reduzir sua semana de trabalho para apenas quatro dias. Descobri que, uma vez que limites claros sejam estabelecidos, torna-se plenamente possível para o indivíduo realizar todas as tarefas essenciais dentro do horário fixado. Isso talvez signifique eliminar itens não essenciais, cortar "desperdiçadores de tempo" – como aquelas "surfadinhas" extras na internet –, automatizar alguns trabalhos, delegar funções e até mesmo terceirizar tudo aquilo que você não tenha de fazer pessoalmente.

Para garantir sua própria sanidade mental, todo aquele que demonstrar qualquer propensão a se tornar um "viciado em trabalho" precisa urgentemente estabelecer limites claros para si mesmo. Isso é essencial para se conseguir manter o equilíbrio. Afinal, trabalho demais sem diversão gera uma rotina entediante.

Passe algum tempo ao lado de amigos e familiares

Alguma vez você já se flagrou dizendo: "Gostaria de poder passar mais tempo com a minha família e os meus amigos." **Mas, afinal, o que o impede de fazê-lo? O que é tão mais importante que essas pessoas?** Assim como na analogia com o malabarista que usei anteriormente, é preciso cuidar de nossos relacionamentos. Com tantos matrimônios terminando em divórcio, mais e mais crianças praticamente precisando se educar sozinhas, e tantas e tantas pessoas se sentindo a cada dia mais isoladas e desconectadas, é fundamental que estabeleçamos um equilíbrio saudável na vida.

Planeje encontros românticos com seu parceiro e/ou passeios com amigos, filhos ou outros familiares. Você não precisa rotular isso como "compromisso", apenas marque um horário para sair regularmente com essas pessoas e passar algum tempo agradável ao lado delas. Esses eventos nem precisam custar muito caro. Pode ser algo simples como caminhar no parque ou praticar algum jogo de tabuleiro, cozinhar juntos, compartilhar um interesse ou *hobby*. São esses os momentos de que nos lembramos ao olhar para trás; são dessas oportunidades que mais sentimos falta, não das horas extras que ficamos no trabalho – e que nos levaram à **exaustão**.

Desenvolva novos interesses e hábitos

Como já estabelecido anteriormente, o **aprendizado** é uma prática muito interessante para o indivíduo e proporciona a ele inúmeros benefícios em termos de saúde. Nunca é tarde para se aprender algo novo e, diga-se de passagem, há muita coisa lá fora esperando para ser aprendida. Tantos novos *hobbies* podem se revelar extremamente baratos ou até mesmo gratuitos. Existem inúmeros *sites* de ensino que não cobram nada. Uma visita à biblioteca poderá ajudá-lo a aprender um novo idioma, bastando que você utilize os materiais ali disponíveis. Talvez você possa pedir a um membro da família que o ensine a jogar xadrez ou buraco.

Particularmente, caso você exerça uma ocupação demasiadamente sedentária no trabalho, sugiro que você invista em alguma atividade de caráter mais físico para contrabalançar. Do mesmo modo, se o seu trabalho exigir muito de você fisicamente, talvez seja preferível optar por algo mais relaxante – tudo gira em torno do equilíbrio.

Alimente sua alma tanto quanto sua conta bancária

Essa é uma atitude crítica no que diz respeito a equilíbrio, e pode se revelar um grande desafio. Com frequência somos encorajados pela sociedade a celebrar a riqueza. De fato, muitas pessoas infelizmente veem isso como uma referência de sucesso. Contudo, em minha opinião, o quanto uma pessoa ganha em termos de salário não é uma boa forma de avaliá-la. Alguns dos indivíduos mais infelizes que já tive a oportunidade de encontrar em minha vida estão provavelmente, pelo menos em termos materiais, entre as pessoas mais bem-sucedidas do planeta. Em contrapartida, algumas pessoas que vivem em lugares como Etiópia, Tailândia e Egito – e que enfrentam condições extremamente básicas e parecem não possuir nada mais que as próprias roupas do corpo – estão entre as mais felizes com as quais já deparei.

Aprendi que a verdadeira riqueza está associada à atitude do indivíduo, não às roupas e aos artigos de luxo que ele consome. Felicidade é **saber apreciar tudo aquilo que se possui** e **extrair o máximo dessas coisas**. É claro que precisamos ser realistas, pois todos nós temos contas a pagar no final do mês. Porém, se trabalhamos em demasia – a ponto de não nos sentimos bem física e mentalmente, tampouco positivos em relação ao que fazemos, de que serve todo esse esforço?

A vida é, com certeza, um ato de malabarismo. Saber praticá-lo e fundamental se realmente quisermos extrair o máximo de nossa existência.

Equilíbrio na vida – principais dicas

✓ Encontre seu próprio equilíbrio e o que ele significa para você.
✓ Defina suas prioridades e saiba como estabelecê-las de modo efetivo.
✓ Aprenda a administrar seu tempo de maneira mais eficiente.
✓ Considere o fator tempo para rever a situação e avaliá-la.
✓ Estabeleça uma linha divisória entre o lar e o trabalho.
✓ Estabeleça limites para si mesmo e crie parâmetros realistas.
✓ Separe algum tempo para passar ao lado de familiares e amigos.
✓ Desenvolva novos interesses e *hobbies*.
✓ Alimente tanto sua alma quanto sua conta bancária.

"A felicidade não é uma questão de intensidade, mas de equilíbrio, ordem, ritmo e harmonia."

Thomas Merton

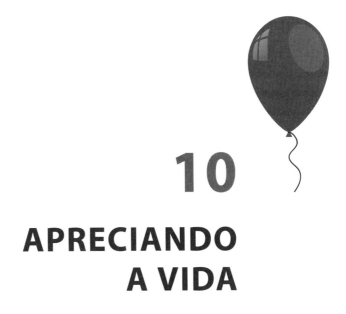

10
APRECIANDO A VIDA

"A felicidade em si mesma é um tipo de gratidão."

Joseph Wood Krutch

Um deus cósmico possuía um cavalo. Além de belo, o animal reunia outras ótimas qualidades, porém, ainda se mostrava insatisfeito com a situação. De fato, ele desejava se tornar ainda mais perfeito em todos os aspectos e, em especial, queria ostentar uma beleza incomparável.

Certo dia o cavalo se voltou para o deus cósmico e disse: "Oh, meu soberano, o senhor deu a mim toda essa beleza, além de várias outras qualidades. Quero lhe dizer que sou bastante grato por tudo o que já fez. Porém, gostaria de lhe pedir que me tornasse ainda mais perfeito. De fato, eu ficaria extremamente feliz se me transformasse em um animal ainda mais belo."

Então o deus cósmico olhou para o cavalo e disse: "Sem dúvida posso fazer o que está me pedindo. Basta que me diga exatamente o que deseja que eu mude em você?"

E o cavalo respondeu: "Parece-me que minhas proporções não são exatas. Meu pescoço é curto demais. Se puder torná-lo um pouco mais longo, acredito que a parte de cima de meu corpo ficará muito mais bonita. Ah, e se puder alongar e afinar minhas patas, creio que a parte de baixo do meu corpo ficará incrivelmente mais perfeita."

O deus cósmico concordou, dizendo: "Assim seja!" Imediatamente o belo cavalo se transformou em um camelo. O pobre animal ficou tão desesperado que começou a chorar. "Oh, soberano, eu desejava apenas me tornar mais bonito. Mas de que modo essa figura pode ser considerada mais bela?"

O deus cósmico respondeu: "Fiz exatamente o que me pediu. Você se transformou em um camelo."

O cavalo continuou chorando e disse: "Oh, não, eu não quero ser um camelo, quero continuar sendo um cavalo. Todos apreciam minhas boas qualidades como cavalo, mas ninguém gostará de mim como um camelo."

Então o deus cósmico olhou para o animal e falou: "Nunca tente alcançar ou receber mais do que eu lhe dei. Se não valorizar o que já tem a cada momento de sua vida, sempre desejará mais e mais. Cada coisa que criei possui qualidades únicas. O camelo pode não ser esteticamente tão bonito quanto um cavalo, porém, é capaz de carregar fardos pesadíssimos e possui um profundo senso de responsabilidade. Isso é apenas um tipo diferente de beleza."

****

APRECIANDO A VIDA

Certa vez uma pessoa muito sábia me disse: "A beleza não está em uma verruga facial; a verdadeira beleza emana da alma."

Acredito que esta seja uma boa lição para todos nós, especialmente considerando o quanto a mídia se concentra na aparência das pessoas. O fato é que nos sentimos tão aprisionados a essa busca constante pela perfeição que jamais paramos para apreciar o que já temos, o que dirá para agradecer por isso. A distância entre a realidade e a expectativa é, de fato, um bom barômetro da felicidade. Se vivermos uma vida baseada em expectativas, podemos acabar perdendo o foco daquilo que está bem diante de nossos olhos.

Há alguns meses tive a oportunidade de participar de uma grande conferência e me apresentar para uma equipe de representantes comerciais. Na ocasião, discorri sobre a prática de sempre reservar algum tempo para apreciar as coisas pelas quais somos gratos. Com base em evidências científicas oriundas dos trabalhos do dr. Robert Emmons, professor de Psicologia da Universidade da Califórnia, expliquei aos participantes o modo como a gratidão é capaz de melhorar a saúde do ser humano. De fato, os resultados dos trabalhos do dr. Emmons demonstram que a **gratidão** pode tornar o indivíduo 25% mais feliz.

Na época, lembro-me de ter introduzido o conceito de vitamina G (no caso o G é de gratidão, mas considerando que no passado essa letra representava a Riboflavina – atualmente B_2 – tente não se confundir, embora ambas sejam excelentes para o ser humano). Sugeri que a cada manhã (ou noite) todos segurassem nas mãos uma **"pedra de gratidão"** e, então, investissem alguns minutos refletindo sobre tudo aquilo pelo que se sentissem gratos em suas vidas. Então peguei uma caixa que havia trazido comigo e distribui a cada participante uma pedra de gratidão.

Um rapaz que estava sentado bem na fileira da frente chamou minha atenção ao se virar para o colega que estava ao seu lado e resmungar: **"Mas quanta besteira!"** Claramente, o jovem não se deixara envolver pelo conceito, então eu disse a ele que a decisão de aceitar ou não a pedra caberia única e exclusivamente a ele. Se não quisesse, tudo bem. Coisas distintas funcionam para indivíduos diferentes. Então, um pouco a contragosto ele se levantou e apanhou sua pedra.

Cerca de duas semanas mais tarde, ele me telefonou, se apresentou e disse: "Bem, é provável que você não se lembre de mim." Imediatamente pensei: "Claro que me lembro!"

Educadamente ele me disse o quanto havia apreciado minha apresentação, embora na ocasião não estivesse totalmente convencido em relação ao conceito de gratidão. De qualquer modo, ele queria compartilhar comigo o que acontecera com ele ao retornar para sua casa naquele dia. Antes de sair para a conferência, ele emprestara o carro para sua esposa, que o utilizaria ao longo do dia. Quando ele voltou para casa percebeu que a mulher estava pálida e ansiosa. Então ela o cumprimentou e disse que tinha duas notícias ruins.

A primeira era que, ao manobrar o carro para sair da garagem, ela havia arranhado toda a pintura da lateral direita. E quando o marido já se preparava para esbravejar, ela soltou a segunda bomba do dia: o filho mais jovem havia sido suspenso na caríssima instituição de ensino que frequentava. De modo geral, o garoto não se comportava bem na escola e, com frequência, deixava de entregar suas tarefas em dia.

O rapaz explicou que naquele momento ficou realmente furioso, afinal, ele sempre se esforçara ao máximo no trabalho para oferecer o melhor a sua família e mantê-la confortável. Depois de escutar o que a esposa lhe disse, ele subiu as escadas em péssimo humor e, quando já se preparava para se despir, encontrou a famigerada pedra no bolso. Irritado, ele se sentou na cama e, com toda a seriedade, questionou o conceito de gratidão.

Ele afirmou que aquele fora um dos momentos mais enfáticos de sua vida: dois fatos haviam lhe ocorrido de maneira imediata, e ele conseguia se sentir grato em relação a ambos. Em primeiro lugar, embora sua esposa houvesse de fato arranhado seu carro, um pensamento lhe veio à mente: "E daí? Pelo menos ela não se machucou." Em segundo, apesar do fato de seu filho estar passando por uma fase complicada típica da adolescência, pelo menos ele não estava usando drogas, como ocorria com os filhos de alguns de seus amigos – uma situação que, aliás, seria bem mais grave.

Ele explicou que havia me ligado para compartilhar essa epifania. Ele queria que eu soubesse que, de fato, **uma dose diária de vitamina G funciona**. Ele disse que atualmente sua pedra – batizada de Rocky – permanece todo o tempo sobre sua mesa de trabalho.

Devo realmente agradecer a esse rapaz por brindar-me com essa grande história que sempre poderei utilizar ao discorrer sobre gratidão.

MAS O QUE É GRATIDÃO?

A palavra **"gratidão"** deriva do latim *gratus*, cujo significado original é **"agradecido"** ou **"agradável"**. Em vez de viver uma vida impregnada de estresse, ansiedade e esforço, a gratidão gentilmente nos ensina uma verdade irrefutável: a vida é um presente que deve recebido e apreciado. Tenho certeza de que todos nós somos capazes de nos lembrar de momentos em nossas vidas em que depois de expressar nossa mais sincera gratidão, percebemos o quão positivo esse sentimento se revelou em nossos próprios cérebros. Segundo pesquisas, o ato de mostrar-se agradecido cria no ser humano uma das mais profundas sensações de bem-estar, e ainda é capaz de nos tornar mais felizes e saudáveis.

A gratidão é quase um conceito universal entre todas as culturas do mundo. Sentir-se grato garante vários outros benefícios. O sentimento de gratidão está associado à ocorrência menos frequente de sensações negativas e, em contrapartida, é capaz de promover emoções positivas com maior frequência. Entre essas boas sensações estão: sentir-se mais energizado, alerta e entusiasmado. De fato, ao recordar-se de situações nas quais você se sentiu agradecido, é possível inclusive experimentar um agradável relaxamento muscular. Parece que o ato de agradecer consegue exercer um forte impacto sobre o bem-estar do indivíduo, e o melhor disso tudo é o fato de sermos capazes de nos utilizarmos dessa fonte de conforto, saúde, segurança e contentamento a qualquer momento.

Uma mentalidade que valoriza o apreço é capaz de causar um efeito bastante poderoso sobre o modo como percebemos a realidade e, em ultima instância, na maneira como vivemos nossas vidas. Ao cultivarmos atos de agradecimento nos preparamos para buscar e atrair coisas mais positivas e, consequentemente, para agradecê-las.

Entretanto, o mais importante em relação à ostentação dessa gratidão é a qualidade dos sentimentos que acompanham o próprio agradecimento.

OS BENEFÍCIOS DA GRATIDÃO

O estudo da gratidão dentro da psicologia somente teve início por volta do ano 2000. Talvez a razão disso seja o fato de esse campo de investigação ter se concentrado tradicionalmente na compreensão de sentimentos como **dor**, **sofrimento**, **aflição** e **angústia**, e não no entendimento da **positividade**. Porém, com o advento do Movimento denominado Psicologia Positiva, a gratidão se tornou um foco principal de pesquisas.

Entre as principais conclusões alcançadas até o momento estão: em primeiro lugar, indivíduos gratos reportam níveis mais elevados de emoções positivas, satisfação na vida, vitalidade e otimismo, e, ao mesmo tempo, níveis reduzidos de depressão e estresse; em segundo, a disposição em relação à gratidão parece exacerbar o fator bem-estar. Entretanto, vale ressaltar que pessoas gratas não negam nem ignoram os aspectos negativos da vida; elas apenas se concentram nos resultados potencialmente positivos que podem se manifestar. Elas buscam transformar problemas em oportunidades, criando assim **"probortunidades"**!

Pessoas com forte disposição à gratidão têm a capacidade de serem mais empáticas e consideram mais fácil compreender a perspectiva do outro. Em suas redes de relacionamentos, elas são vistas como indivíduos mais generosos e colaborativos.

Pessoas que se sentem gratas ostentam maior probabilidade de reconhecer sua crença na interconexão da vida como um todo, e de demonstrar compromisso e responsabilidade com seus pares. A **gratidão** não necessariamente exige **fé religiosa**. Todavia, a crença em alguma coisa aumenta a capacidade do ser humano de ser mais compreensivo e apreciativo da vida.

Também parece que indivíduos mais gratos dão menos importância a bens materiais; eles estão menos inclinados a julgar seu próprio sucesso – assim como o de outras pessoas – em termos de posses acumuladas; eles se revelam menos invejosos e mais propensos a compartilhar seus pertences.

Em um estudo comparativo, pessoas que mantêm um diário e relacionam semanalmente seus atos de gratidão, exercitam-se com maior regularidade, reportam

APRECIANDO A VIDA   141

um número menor de sintomas físicos negativos, se sentem melhor em relação à vida como um todo e mais otimistas sobre a semana vindoura que indivíduos cujos diários listam apenas eventos neutros.

O alcance de objetivos pessoais é outro benefício registrado. Ao serem comparados a indivíduos sob condições experimentais distintas, participantes do estudo que mantêm listas com ações de gratidão demonstram maior progresso em suas metas pessoais ao longo de períodos de dois meses.

Intervenções diárias de gratidão em jovens adultos resultaram em níveis mais elevados de **entusiasmo**, **determinação**, **atenção**, **energia** e **estado de alerta**.

Participantes desse experimento de gratidão reportaram ainda o fato de terem ajudado alguém que apresentava problemas pessoais ou oferecido apoio emocional a indivíduos que o necessitavam.

Pesquisas também identificaram que crianças que praticam o pensamento de gratidão ostentam atitudes mais positivas em relação à escola e à família.

A gratidão também exerce um papel crucial na administração positiva da saúde. Em um grupo de adultos que apresentava doença neuromuscular, a intervenção por meio de demonstração de gratidão ao longo de 21 dias resultou em 1º) estados de humor positivos e altamente energizados; 2º) maior senso de conexão com o outro; 3º) maior otimismo em relação à própria vida; e 4º) um número maior de horas de sono, assim como na melhor qualidade desse repouso.

Estudos também nos oferecem evidências de que atitudes positivas e apreciativas aprimoram o sistema imunológico e a saúde geral do corpo humano, colaborando para a produção de mais endorfina. Quando o indivíduo mantém sentimentos de agradecimento por períodos de pelo menos 15 a 20 segundos, mudanças fisiológicas benéficas ocorrem em seu corpo. Os níveis de cortisol e noradrenalina, hormônios do estresse, caem, produzindo uma cascata de alterações metabólicas benéficas. As artérias coronárias relaxam e aumenta o suprimento de sangue no coração. A respiração da pessoa fica mais profunda, elevando o nível de oxigenação nos tecidos corporais.

GRATIDÃO E FELICIDADE

Na busca pela felicidade, a **gratidão** se revelou um **"fator esquecido"**. De fato, os cientistas foram os retardatários no estudo desse conceito, que há muito tempo já vem sendo abraçado por religiões e filosofias. Ambas consideram a gratidão não apenas como uma manifestação indispensável de virtude, mas também como um componente integral da saúde, da integridade e do bem-estar do ser humano. Agora, por meio de estudos altamente concentrados sobre a natureza da gratidão – suas causas e consequências –, cientistas esperam esclarecer, de uma vez por todas, esse importante conceito.

Mostrar gratidão significa apreciar e demonstrar reconhecimento por tudo o que você possui. O mais importante ao ostentar uma atitude de agradecimento é a qualidade dos sentimentos que a acompanham.

Vale lembrar que o vivenciamento de atitudes de gratidão pode representar coisas diferentes para cada indivíduo. Isso dependerá da origem e das experiências de vida de cada pessoa, e poderá provocar sentimentos positivos ou não tão positivos. Obviamente, o tipo de gratidão recomendado pelos "gurus" do autoaperfeiçoamento é positivo – ele está conectado a uma espécie de atitude de gratidão positiva.

Gratidão não significa apenas dizer **"obrigado"**, mas viver em um estado permanente de **"agradecimento"**. Trata-se de realmente apreciar as pessoas, as experiências e as circunstâncias que criam uma existência que é única para o indivíduo. Gratidão é um estado de espírito que, adequadamente cultivado, se projeta para fora da pessoa e alcança todo o mundo. Não é uma força refletiva, uma vez que ela abriga dentro de si mesma sua própria fonte de energia. É o motor de combustão interna que aciona nosso desejo de ajudarmos uns aos outros. Sem gratidão, as sementes da esperança e da apreciação jamais são disseminadas e, no seu lugar, proliferam as ervas daninhas do egoísmo e da autopiedade. E como nas palavras de Cícero, o famoso orador romano: "Gratidão (...) é a mãe de todas as demais virtudes."[1] Portanto, se você estiver buscando

---

1 – Referência à frase de Marco Túlio Cícero que, além de orador, foi também um filósofo, escritor, advogado e político romano que viveu antes de Cristo. A frase completa é: "A gratidão não é apenas a maior das virtudes, mas a mãe de todas as outras." (N.T.)

APRECIANDO A VIDA   143

um ponto de partida para aprimorar sua vida, sugiro que comece expressando tudo aquilo pelo que sente de gratidão!

Posto isso, tenho duas perguntas a lhe fazer: 1ª) Você mantém uma atitude de gratidão em sua vida? 2ª) Você se sente realmente grato por cada coisa que possui neste momento, ou vive sua vida reclamando de tudo aquilo que lhe falta?

Veja a seguir algumas dicas bem úteis que irão ajudá-lo a cultivar uma atitude de gratidão e a apreciar mais sua vida:

1. Tome a decisão de ser grato

Cabe inteiramente a você escolher se quer ou não se tornar uma pessoa grata. Se optar por esse caminho, persiga seu objetivo. Nesse sentido, independentemente do que lhe ocorra, ainda será sua responsabilidade decidir como irá responder às situações. Quando algo lhe acontecer – seja positivo ou negativo – aprenda a dizer obrigado a cada experiência. Algumas delas poderão se revelar fantásticas e proporcionar-lhe imensa alegria e enorme prazer; outras, entretanto, poderão magoá-lo e machucá-lo. Porém, cada lição aprendida ao longo dessas experiências certamente o tornará mais forte.

2. Acorde demonstrando uma atitude de gratidão

É perfeitamente possível treinar sua mente para que ela se concentre em qualquer coisa que você quiser. Quando acordamos, nossa mente subconsciente começa a programar o modo como o nosso dia irá se desenrolar. Desse modo, se dissermos a ela que o dia que está iniciando será ruim e/ou estressante, ele assim o será – o subconsciente acredita em qualquer coisa que a mente consciente lhe diga. Evite, portanto, qualquer pensamento negativo e discipline-se a iniciar cada dia de sua vida com um pensamento positivo e apreciativo. Esse condicionamento positivo irá ajudá-lo a tornar seus dias mais favoráveis e alegres.

3. Tome uma dose diária de vitamina G

Quando compartilhei a história sobre o representante comercial e a pedra da gratidão, mencionei que a havia batizado de vitamina G (**vitamina da gratidão**). De fato, qualquer coisa que você faça diariamente poderá lembrá-lo de se concentrar na arte da apreciação. Uma boa maneira de facilitar o processo é manter uma pedra de gratidão sobre sua mesa de cabeceira ou ao lado de sua escova dental. Lembre-se de segurá-la em suas mãos todas as manhãs e refletir sobre tudo aquilo pelo que se sente grato. Repita isso todos os dias por um mês e isso se tornará um novo hábito em sua vida. Logo você começará a notar o quão bem isso o fará se sentir. De fato, já apresentei esse conceito a milhares de pessoas pelo mundo.

4. Mantenha um diário de gratidão

Leve o uso da vitamina G a um novo patamar e comece a escrever um diário sobre todas as coisas boas que acontecem em sua vida ao longo do dia, em especial aquelas que o fizeram sentir-se mais feliz. Isso é perfeito para se fazer antes de ir para a cama, principalmente se você tiver dificuldades para dormir. Se estiver se sentindo ansioso ou deprimido, ou preocupado em relação a alguma coisa, essa é uma ótima maneira de ajudá-lo a se concentrar e focar sua mente em uma atividade mais específica. Então, quando a vida lhe parecer triste e sombria, e você sentir que está difícil se mostrar grato por qualquer coisa, abra seu diário e recorde-se do que lhe aconteceu de bom. O simples ato de olhar as para coisas positivas irá ajudá-lo a perceber o quão maravilhosa a vida pode ser, e certamente será.

5. Crie uma lista de gratidão

Esse processo difere um pouco da manutenção de um diário. O objetivo dessa lista é recordá-lo de algumas das coisas na vida pelas quais você poderia se sentir grato; é fazê-lo lembrar-se do que está bem diante dos seus olhos e de como essas coisas o afetam. Talvez você queira começar relacionando tudo aquilo que lhe parece **importante** na vida. Aí vão alguns exemplos:

- **O tempo** – pelo sistema que tanto o ajuda a se organizar e a manter um registro de suas atividades,

- **Seu emprego** – por oferecer-lhe uma fonte de renda e um propósito na vida;

- **Seus erros** – por eles os ajudarem a se aprimorar como ser humano e a se tornar uma pessoa melhor.

- **A dor** – pelo fato de ela o ajudar a amadurecer e se tornar uma pessoa mais forte.

- **O riso** – por suavizar sua vida e enchê-la de alegria e felicidade.

- **O amor** – pelo fato de esse sentimento lhe permitir sentir o real significado de estar vivo.

- **Seus desafios** – por eles o ajudarem a crescer e a se tornar quem você é.

- **A vida** – por lhe dar a possibilidade de experimentar tudo pelo que você está passando e ainda irá enfrentar no futuro.

E cada vez que pensar em algo pelo que gostaria de agradecer, acrescente nessa lista.

6. Concentre-se em dar

Como mencionado anteriormente, o ser humano se sente mais agradecido quando sua mente se concentra naquilo que ele tem, e não naquilo que lhe falta. Ao dar a outras pessoas, sua mente automaticamente se concentrará naquilo que você possui (afinal, não se pode dar o que não se têm, certo?). A maioria das pessoas se concentra em receber dos outros. Isso faz com que a mente desses indivíduos se mantenha focada naquilo de que eles não dispõem. É justamente por isso que é difícil para essas pessoas se mostrarem apreciativas.

É fundamental encontrar e manter o equilíbrio. O ato de dar pode criar um efeito bastante positivo em sua vida e promover seu bem-estar. Vivemos em um mundo caracterizado por uma mentalidade super individualista, baseada no **"eu"** e no **"meu"**. É fácil perceber isso, basta observar os onipresentes *iPhones* e *iPads*. Parece que paira no ar uma mensagem subliminar – reforçada pela mídia – que nos leva a acreditar que essa abordagem egocêntrica e perfeitamente aceitável. Porém, os atos de compartilhar e dar o que temos aos outros revelam **generosidade** e **compaixão**, e fazem com que o ser humano se sinta bem.

7. Adquira o hábito de dizer "obrigado"

Você sempre se lembra de agradecer às pessoas? Há vezes em que você se esquece de dizer obrigado pelo fato de estar super ocupado? Talvez isso aconteça quando alguém lhe envia um presente e você deixa de dizer a essa pessoa o quanto o apreciou. Quem sabe depois de jantar na casa de um amigo você simplesmente não se lembre de dizer ao anfitrião o quanto se divertiu, mas, será que isso também ocorre em relação às tarefas rotineiras realizadas por seus familiares? Você costuma não dar a devida importância a elas? Lembre-se de que, de modo geral, as pessoas não gostam que os outros deem pouca ou nenhuma atenção ao que elas fazem, portanto, certifique-se de agradecer sempre. Torne isso parte de sua vida.

Porém, tenha claro em sua mente que dizer obrigado não se torne apenas mais uma tarefa a realizar. O agradecimento sincero não é uma obrigação, é um sinal tangível de **reconhecimento**. Quando você diz obrigado a alguém, olhe essa pessoa nos olhos e seja honesto! Um pequeno gesto como esse pode significar uma enorme diferença para o indivíduo que o recebe. Afinal, depois de se sentir reconhecido e apreciado, o dia dessa pessoa irá certamente se tornar mais brilhante.

Algo interessante para se fazer no final de cada dia é escrever em seu diário não apenas os nomes das pessoas a quem você gostaria de agradecer por algo que elas tenham feito ao longo do dia, mas também como se sentiu por não ter podido agradecê-las no momento.

8. Destaque os principais momentos do seu dia

Habituar-se a focar nas melhores partes do seu dia não é apenas divertido, mas algo que elevará bastante seu espírito. Trata-se de algo que você poderá fazer na companhia de seu cônjuge/parceiro, de seus familiares ou amigos. No final de cada dia, ou talvez na hora de jantar ao lado de seus filhos, peça a todos que

APRECIANDO A VIDA

compartilhem os três melhores momentos do dia e como se sentiram em relação a eles. Esse exercício de reforço positivo irá ajudar a todos a se concentrarem em coisas positivas e a deixarem de lado as negativas.

Depois de um dia exaustivo, quando as coisas não saíram exatamente como gostaríamos, a atitude de escutar sobre as alegrias alheias pode se revelar um verdadeiro tônico. Além de uma ótima terapia, isso é puro entretenimento. Destacar três acontecimentos especiais das últimas 24 h é uma ótima maneira de resumir seu dia.

Apreciar sua vida é algo que pode lhe trazer inúmeros benefícios. Pessoas que adotam uma atitude de gratidão são bem mais divertidas e positivas para se ter ao lado. Lembre-se: a cada dia, de algum modo, sempre teremos algum motivo para nos sentirmos gratos. Portanto, conte as bênçãos recebidas e aprecie cada uma delas.

Apreciando a vida – principais dicas

✓ Aprenda a apreciar tudo o que possui e tire o melhor de tudo isso.
✓ Compreenda os benefícios de sentir-se grato para seu bem-estar pessoal.
✓ Tome a decisão de ser grato e apreciar a vida.
✓ Acorde com uma atitude de gratidão e condicione sua mente.
✓ Tome uma dose diária de vitamina G e concentre-se em apreciar a vida.
✓ Mantenha um diário de gratidão e escreve nele todos os dias.
✓ Crie uma lista de gratidão e reflita sobre ela.
✓ Concentre-se em dar aos outros e a compartilhar o que tiver.
✓ Habitue-se a dizer "obrigado".
✓ Destaque as três melhores coisas que lhe aconteceram durante o dia.

"O homem sábio não lamenta aquilo que não tem; ele se alegra com o que possui."

Epíteto

11
CULTIVANDO A GENEROSIDADE

"Minha religião é bem simples - generosidade."

Dalai lama

Certo dia um rapaz chamado Charles estava sentado à beira de um rio quando percebeu um escorpião se debatendo dentro da água. Depois de algum tempo observando a aflição do inseto, ele decidiu salvá-lo. Porém, quando esticou o dedo o bicho o picou. Depois de alguns segundos, e mesmo com o dedo machucado, o rapaz resolveu tentar mais uma vez e, novamente, foi aguilhoado pelo escorpião.

Foi então que outro homem que estava ao lado de Charles aconselhou o rapaz a parar de tentar ajudar o inseto, já que este insistia em picá-lo.

Indiferente à sugestão, Charles continuou a auxiliar o escorpião, e disse: "Picar faz parte da natureza do escorpião; amar ao próximo faz parte da minha. Por que eu deveria abrir mão de amar simplesmente porque o escorpião está acostumado a picar?"

****

A mensagem é clara: **não se deve abandonar uma natureza acolhedora e generosa apenas porque os que estão ao seu redor estão habituados a aferroá-lo**. É inevitável que as pessoas façam isso, às vezes por maldade e de maneira intencional; outras, sem sequer se darem conta de suas ações. Sempre aprendi que, mesmo quando uma pessoa não é gentil com você, ainda assim você deve ser gentil com ela. Não porque ela seja amável, mas porque você o é.

Ter um coração carinhoso e compassivo é uma forma bem mais construtiva de se lidar com pessoas e situações do que sentir-se amargurado e ressentido. Qualquer emoção negativa que abrigamos na mente pode se revelar prejudicial à nossa própria vida. Em contrapartida, manter o foco na generosidade nos trará muito mais paz e felicidade.

EMPATIA, COMPAIXÃO E GENEROSIDADE

Durante o período em que realizei pesquisas para esse livro, experimentei momentos bastante agradáveis. Por exemplo, ao explorar as diferenças entre empatia, compaixão e generosidade, fiquei absolutamente fascinada ao descobrir as diversas definições e compreensões que as pessoas tinham desses sentimentos.

CULTIVANDO A GENEROSIDADE

Dentro do consenso geral, "ter empatia" significava "compreender o que outra pessoa sentia em relação a algo e, ao mesmo tempo, identificar-se com tal sentimento." A metáfora normalmente utilizada neste caso é "ser capaz de colocar-se no lugar do outro". A **empatia** pode ser associada a qualquer emoção ou experiência vivenciada por outro indivíduo. É possível, portanto, empatizar com outra pessoa quando esta passa por uma experiência agradável, como se apaixonar, se tornar mãe/pai, descobrir um novo *hobby* ou até mesmo conseguir um novo e maravilhoso emprego. Desse modo, não é preciso que a experiência em questão seja negativa. Trata-se puramente da habilidade do ser humano de se relacionar com a situação como um todo, seja ela qual for.

Já a compaixão significa uma profunda consciência do sofrimento pelo qual outra pessoa está passando, e, ao mesmo tempo, um profundo desejo de aliviar essa dor. A **compaixão** é uma grande virtude – a **pedra fundamental do humanismo**. É o mais profundo desejo de ajudar o outro a sentir-se melhor e mais feliz.

A **generosidade**, por sua vez, diz respeito à tomada de atitude. Significa fazer alguma coisa – **agir**. Em vários aspectos, trata-se da abordagem mais útil se você de fato quiser auxiliar outras pessoas, e de maneira ativa.

Particularmente, acredito que para se conseguir alcançar a felicidade, é crucial desenvolver essas três habilidades. Entretanto, há ocasiões em que as pessoas realmente tentam ser generosas, porém, o que elas fazem não é apreciado e, em alguns casos, sequer desejado. Neste sentido, para saber o que de fato irá beneficiar outro indivíduo, precisamos compreender as verdadeiras necessidades dessa pessoa. Sendo assim, generosidade não significa simplesmente fazer algo por outra pessoa quando ela não está bem, mas cultivar uma mente generosa em todos os momentos.

Além disso, devemos sempre buscar o equilíbrio em nossas ações. Ou seja, o outro não precisa necessariamente estar em más condições para que façamos algo por ele. É sempre ótimo poder colaborar e, neste sentido, mesmo que o indivíduo já esteja feliz, sempre podemos ajudá-lo a sentir-se ainda mais alegre.

É mais ou menos como acontece quando estamos envolvidos em uma relação e simplesmente paramos de nos esforçar para sermos agradáveis com nossos cônjuges/parceiros. Neste caso, tudo aquilo que se costumava fazer no período de lua de mel começa a se perder no tempo e na memória. Todavia, relacionamentos são como flores – eles precisam ser regados e cuidados com amor para que permaneçam vivos. Atos de carinho e generosidade são uma ótima maneira de demonstrar que você ainda se importa.

A generosidade também precisa ser compreendida a partir de diferentes perspectivas. Aquilo que talvez você considere como um ato de generosidade pode facilmente ser visto por outra pessoa como "meter o nariz onde não foi chamado." Com certeza lembro-me de ocasiões em que minha colaboração foi recusada, e até consigo me escutar dizendo: "Mas eu só estava tentando ser gentil." Assim sendo, se você pretende demonstrar generosidade em relação a outras pessoas, há dois passos cruciais: certifique-se de compreender corretamente os sentimentos alheios e de se fazer compreender de maneira clara.

COMPREENDENDO A EMPATIA

Conforme já explicado no Capítulo 8, empatia é um processo emocional que constrói conexões entre indivíduos. Trata-se de um estado em que é possível perceber e se relacionar com os sentimentos e as necessidades do outro, sem culpá-lo, oferecer-lhe conselhos ou tentar resolver a situação. Empatia também significa ser capaz de "ler" e interpretar o estado interior de outra pessoa, de uma maneira que se torne possível auxiliá-la, oferecendo-lhe apoio e desenvolvendo confiança mútua.

Empatizar e compreender verdadeiramente a situação vivenciada por outro indivíduo são atos intuitivos nos quais toda a sua atenção se volta para a experiência vivenciada por essa outra pessoa. Neste caso todas as suas questões pessoais ficam em segundo plano. Ter empatia significa ser capaz de fazer com que o outro se sinta seguro o suficiente para se abrir e compartilhar sua experiência. Ao se mostrar empático e compreensivo, você fará com que a outra pessoa saiba e sinta que não está completamente sozinha em sua aflição e ainda lhe oferecerá um lugar seguro em que possa se recuperar e se tornar mais forte, sabendo que podem contar com um apoiador compassivo.

Vale lembrar que os sentimentos de empatia e simpatia diferem um do outro. Ser simpático também implica em demonstrar apoio, todavia, essa atitude parece se basear mais em pena ou piedade. Neste caso, prevalece certo distanciamento emocional em relação aos sentimentos alheios. Enquanto isso, uma abordagem

CULTIVANDO A GENEROSIDADE

empática e compreensiva está associada à capacidade de verdadeiramente sentir e imaginar a profundidade dos sentimentos do outro – significa sentir **juntamente** com o outro, e não sentir **pena do** outro.

Conforme mencionado, também no Capítulo 8, a palavra empatia vem do grego *empatheia*(paixão, estado de emoção). O conceito implica em "estar na pele do outro," em compartilhar sua carga e ser capaz de compreender a real perspectiva desse indivíduo.

A habilidade de empatizar (e compreender) o outro é extremamente positiva e valiosa, desde que utilizada da maneira correta, uma vez que essa característica pode ser usada tanto para o bem quanto para o mal – uma vez que você conheça e entenda o pensamento do outro, será possível tanto ajudá-lo e curá-lo como feri-lo e destruí-lo. O fato é que se rejeitarmos a habilidade da empatia estaremos também recusando a capacidade de realmente compreendermos nossos pares tão bem quanto poderíamos. Vale ressaltar que, em uma guerra, a falta de empatia pode nos levar à derrota; na justiça, à injustiça; e nos relacionamentos, ela é capaz de aniquilar o amor.

"Se existe um segredo para o sucesso, é ser capaz de compreender o ponto de vista do outro; é conseguir enxergar as coisas pela ótica alheia e, ao mesmo tempo, pela sua."

Henry Ford

Como cultivar a empatia

Para conseguir se tornar mais empático, é preciso que você comece por si mesmo. Preste muita atenção ao seu próprio estado emocional e perceba o que desencadeia emoções positivas e negativas. Use essa percepção como uma base para compreender as reações emocionais dos outros.

Neste mundo supostamente desenvolvido em que vivemos, temos a sorte de usufruirmos da oportunidade de nos misturarmos culturalmente e aprendermos mais sobre pessoas das mais diversas origens, idades, etnias, condições sócio-econômicas, níveis de habilidade física e orientação sexual. O fato é que, quando maior o número de pessoas que conhecemos, maior a variedade de experiências nas quais poderemos nos inspirar para elevar nosso nível de empatia.

É muito positivo estimular a empatia nas pessoas ao seu redor, assim como também é bastante interessante buscar similaridades entre você mesmo e os outros. Quando nos concentramos apenas nas diferenças, torna-se muito difícil compreender o próximo.

A prática de visualizar as coisas pela ótica alheia também é bastante válida e útil. Eduque e condicione sua mente para que ela se mantenha aberta à perspectiva do outro e seja capaz de aprofundar-se nessa visão distinta da vida. Isso não apenas o ajudará a aprimorar sua capacidade de empatia, mas a crescer como ser humano.

Compreendendo a compaixão

O monge norte-americano Bhikkhu Bodhi afirmou que a compaixão complementa os sentimentos de amor e generosidade. Todavia, enquanto os dois últimos se caracterizam pelo anseio de garantir a felicidade e o bem-estar dos outros, com a compaixão almeja-se que as pessoas se livrem do sofrimento – um desejo que, aliás, não deve ostentar limites, mas abrigar todos os seres vivos.

Sentir e demonstrar compaixão pelo outro é mais que um sinal de **cosmovisão positiva** e **saudável**. Essa atitude é capaz de beneficiá-lo tanto mental quanto fisicamente.

Pesquisas já comprovaram que pessoas que se mostram mais compassivas não apenas apresentam níveis mais baixos de pressão sanguínea e cortisol, como também se revelam mais receptivas ao apoio social. Sendo assim, vale a pena para o indivíduo olhar além do próprio *self*. Além disso, ao encorajar uma atitude compassiva em relação aos outros, você poderá aprimorar sua própria sensibilidade ao estresse.

"Nunca o valor da compaixão será suficientemente enfatizado. Qualquer um é capaz de criticar, porém, para se mostrar compassivo é preciso acreditar. Nenhum fardo se revela mais pesado para o ser humano que saber que ninguém o compreende ou se importa com ele."

Arthur H. Stainback

CULTIVANDO A GENEROSIDADE

Portanto, um dos principais benefícios da compaixão é o de ajudar a todos a serem mais felizes – você e todos os que estiverem ao ser redor. Se todos concordarmos que alcançar a felicidade é um objetivo comum de toda a humanidade, então a compaixão será nossa principal ferramenta para atingi-lo. Particularmente, gostaria de ressaltar a importância de cultivarmos a compaixão em nossas vidas e de nos certificarmos de que ela seja praticada diariamente. Um coração compassivo é saudável e feliz.

Como observado por Albert Einstein:

> "O ser humano é parte de um todo ao qual denominamos universo; uma parte limitada no tempo e no espaço. Ele experimenta a si mesmo e aos seus pensamentos e sentimentos como se estivessem separados do resto – um tipo de ilusão ótica de sua consciência. Todavia, essa delusão é uma espécie de prisão para cada um de nós, e nos limita a nossos desejos individuais e ao sentimento de afeição pelos que estão mais próximos. Nossa tarefa deve ser a de nos livrarmos dessa prisão, ampliando nosso círculo de compaixão para abraçar todas as criaturas vivas e toda a natureza em todo o seu esplendor."

Como cultivar a compaixão

Seria ótimo se fossemos capazes de ser compassivos sempre, em todas as situações, mas, às vezes, se estivermos enfrentando um dia ruim ou se alguém não estiver sendo particularmente agradável conosco, isso pode ser bastante desafiador. A compaixão exige prática e, como qualquer outra coisa na vida, demandará também algum esforço de nossa parte.

Além disso, é possível que, de vez em quando, precisemos examinar nossa própria abordagem da situação – quando outro indivíduo está sofrendo, temos de ser cuidadosos para não acabarmos nos deixando absorver demais por esse sentimento de compaixão, ao ponto de perdermos nosso próprio senso de bem-estar. Ter compaixão de si mesmo é, portanto, um bom ponto de partida.

Também é importante estar consciente de que, às vezes, é preciso ser cruel para ser generoso; agir de forma exageradamente compassiva pode significar que indivíduos que adotam uma mentalidade de vítima poderão alimentar sua própria autopiedade valendo-se do seu espírito de generosidade, sem sequer se darem conta disso.

Uma forma de praticar compaixão é lembrar-se do sofrimento de um ser humano com o qual nos encontramos recentemente. Suponha, agora, que você seja a pessoa que está enfrentando essa dor. Reflita sobre o quanto você gostaria que ela se dissipasse. Reflita sobre o quão feliz você ficaria se outra pessoa desejasse que essa aflição chegasse ao fim, e atuasse nesse sentido. Abra sua mente para essa pessoa e, se considerar que mesmo minimamente você desejaria que a dor dela terminasse, pense cuidadosamente sobre tal sentimento, pois é justamente ele que precisará desenvolver. Com prática constante, ele de fato poderá ser cultivado e crescer dentro de você.

A melhor maneira de aprimorar esse sentimento é mais uma vez imaginar o sofrimento de alguém que você conhece ou com a qual tenha se encontrado recentemente. Imagine então que você é esse indivíduo e está enfrentando algum tipo de sofrimento. Agora pense que outro ser humano gostaria que essa dor acabasse. O que você gostaria que essa pessoa fizesse para acabar com a sua dor? Agora, inverta os papéis: você é o indivíduo que deseja que a dor do outro chegue ao fim. Imagine que você faz alguma coisa para ajudar a aliviar o sofrimento ou findá-la por completo. Uma vez que tenha se tornado mais habilidoso neste estágio, pratique fazer alguma coisa pequena a cada dia para ajudar a acabar com a aflição de outras pessoas, mesmo que isso signifique apenas um breve sorriso, uma palavra de carinho, ajudá-lo em uma pequena missão ou tarefa, ou até mesmo conversar com esse indivíduo. Adote a prática de fazer algo generoso para abrandar o sofrimento alheio.

Todavia, o verdadeiro teste de compaixão é desejar aliviar o sofrimento de pessoas que não nos tratam bem. Certa vez, fiquei extremamente triste e irritada com algo um tanto deselegante que alguém me disse. Meu amigo Paul, que tem sido uma enorme inspiração para mim, pediu-me que imaginasse um momento em minha vida em que eu me sentira feliz, muito feliz. Então ele instruiu-me a explicar como essa sensação me fizera sentir em relação a outras pessoas. Respondi que aquilo me fizera desejar abraçar todos ao meu redor e dizer coisas boas para eles. Naquele momento percebi que, quando estamos felizes, raramente magoamos os outros.

De agora em diante, quando alguém **não é gentil comigo**, tento me manter calma e desprendida, e refletir sobre o indivíduo que foi indelicado. Tento imaginar o histórico dessa pessoa e o que ela aprendeu em sua infância; procuro refletir

CULTIVANDO A GENEROSIDADE

sobre o dia ou a semana que esse indivíduo está enfrentando e que tipo de situações negativas podem ter ocorrido a ele; tento pensar no estado de humor em que ele se encontra e o sofrimento que pode estar encarando para agir dessa maneira. A partir dessa reflexão, consigo entender que sua ação não diz respeito a mim, mas àquilo pelo que ele está passando.

Enfim, quando alguém não for gentil com você, lembre-se que há uma opção. Você pode escolher sentir-se ressentido e até mesmo amargo, ou poderá tratar a pessoa com compaixão na esperança de que ela se sinta mais feliz. Em troca, esse indivíduo poderá talvez refletir sobre o modo como você respondeu a ele e, como resultado, alterar seu comportamento em relação a outros no futuro. Você também terá investido algum tempo em emoções positivas e se sentirá mais feliz por ter sido capaz de agir dessa maneira.

COMPREENDENDO A GENEROSIDADE

Quando vemos alguém agir de maneira generosa ou atenciosa, ou nos encontramos no lado receptor de atos de generosidade, isso nos inspira a atuar da mesma maneira. Desse modo, a bondade se dissemina de uma pessoa para outra, influenciando o comportamento de outros que sequer presenciaram o ato original de generosidade. Este é o elo que conecta as pessoas e a chave para se criar um mundo mais feliz.

Às vezes fico pensando, não seria maravilhoso viver em um mundo mais gentil e afável, em que todos dissessem coisas agradáveis, as portas se mantivessem sempre abertas, não houvesse maldade nem intimidação e a paz reinasse suprema? Porém, no mundo real, precisamos estar preparados para o fato de que nem todo mundo deseja ser gentil e afável. Algumas pessoas inclusive o veem como um sinal de fraqueza.

Nos negócios já testemunhei comportamentos que são absolutamente cruéis e intimidatórios; táticas desse tipo são usadas sem qualquer compaixão. É assustador imaginar o que essas pessoas ensinam a seus filhos em casa. Crianças que aprendem sobre respeito e empatia, e transformam esses princípios em palavras e atos de generosidade, podem exercer um fortíssimo impacto no mundo. Elas transformam seus lares e suas escolas em lugares melhores para se estar. Estudos demonstram que crianças gentis apresentam menor probabilidade de agir com intimidação ou violência.

Os benefícios da generosidade são imensos. Quando tratamos outras pessoas com gentileza e afabilidade, sentimo-nos muito bem. Apenas lembre-se da última vez em que fez algo generoso por alguém. Como você se sentiu na ocasião? De minha parte, tenho certeza de que a cada vez que faço algo bom – mesmo que seja mínimo – sinto-me ótima. E, como já estabelecido anteriormente, ser gentil com os outros significa ser gentil consigo mesma.

Ser gentil é um modo de disseminar a bondade pelo mundo; é um pequeno gesto no sentido de tornar o mundo um lugar melhor. Quer você acredite ou não em **carma**, é preciso perceber que quando você faz o bem, coisas boas acontecem a você. Acredito piamente nisso, a partir de experiências pessoais – sempre que trato os outros com generosidade sinto que essa mesma bondade me é retornada. Atos de generosidade representam uma das melhores maneiras de inspirar outras pessoas. Quando vejo alguém agir com gentileza e afabilidade, sinto-me incrivelmente estimulada a me comportar do mesmo modo. Quando se faz o bem, todos os que estão ao seu redor o percebem e, desse modo, sua generosidade tem um efeito propagador.

Todos nós podemos nos engajar nesse tipo de atitude. A generosidade é uma escolha passível de ser aplicada em cada situação de sua vida, embora às vezes as pessoas não percebam isso. Particularmente, reconheço que isso nem sempre é fácil, mas com certeza é possível.

Como cultivar a generosidade

O primeiro passo para uma pessoa agir com generosidade em relação aos outros é ser generosa consigo mesmo. Se você não estiver feliz será um grande desafio mostrar-se bondoso para com os outros. A felicidade é um tipo de generosidade, uma vez que, quando o indivíduo se sente bem ele dá bons exemplos e faz com que os outros se sintam felizes também. Do mesmo modo como podemos nos deixar infectar por atitudes negativas, também nos contagiamos pela felicidade. Tente, por exemplo, sorrir para a alguém e veja o resultado. Dificilmente você não receberá de volta um sorriso. E lembre-se: **um sorriso é capaz de abrir muitas portas**.

CULTIVANDO A GENEROSIDADE

A bondade carinhosa é uma atitude antiga, muito simples, bastante direta e efetiva. O cerne da prática da bondade é a geração de quatro desejos positivos em todos os seres humanos: **segurança**, **felicidade**, **saúde** e **tranquilidade**.

Isso inclui todas as pessoas a quem amamos, aquelas pelas quais não guardamos sentimentos especiais e, inclusive, indivíduos com os quais não nos importamos. É natural que seja bem mais fácil gerar esses desejos positivos em relação à nossa família e aos nossos amigos. Todavia, a tarefa se torna um pouco mais complicada quando pensamos em pessoas pelas quais somos indiferentes. Agora, quando pensamos em indivíduos dos quais não gostamos, a incumbência se revela absolutamente desafiadora, como, aliás, já foi mencionado.

Para preparar o terreno para a prática da bondade carinhosa, pode ser útil considerar que o modo como categorizamos outras pessoas muda ao longo do tempo, às vezes rapidamente, outras, de maneira mais lenta. O que quer que experimentemos na vida está sujeito à **impermanência**.

Por exemplo, um estranho com quem deparamos em uma festa pode se revelar um grande amor e, mais tarde, nosso parceiro na vida – e, em alguns casos, nosso ex-cônjuge. Neste caso, passamos por todas as categorias ao lado de uma mesma pessoa. Também é preciso reconhecer que a maneira pela qual enxergamos as pessoas está bastante associada a causas e condições e, portanto, não é **absoluta**. Como já discutido anteriormente, se estivermos enfrentando um dia ruim será muito mais fácil ficar irritado com alguém, talvez até com uma pessoa de quem gostemos. Já em um lindo dia ensolarado, tudo e todos parecem maravilhosos; sentimo-nos felizes e apaixonados pela vida!

Sendo assim, causas e condições armam o cenário para nossas atitudes em relação ao mundo. Enquanto seres humanos somos plenamente capazes de afetar essas causas e condições, e o fazemos. É muito útil treinarmos nossas mentes para que não sejamos governados por nossos padrões habituais negativos.

Por fim, vale a pena atentarmos para nossa natureza básica, e nos sintonizarmos com ela. Como somos quando estamos abertos, somos claros e estamos totalmente presentes? Qual é nossa verdadeira natureza? Queremos realmente que os outros sofram? Queremos de fato criar as causas e as condições para o nosso próprio sofrimento? O que há de errado em cultivar desejos puros e positivos para nós mesmos e para os outros?

A prática da bondade carinhosa é muito simples. Em primeiro lugar, sente-se em um lugar confortável e silencioso e feche os olhos. Então, pense em alguém que você ama. Envie-lhe seus três desejos. Você pode optar por repeti-los, um a um, por algum tempo, tendo a pessoa em mente, ou simplesmente imaginar como esses três desejos poderão se manifestar afetar a vida desse indivíduo. Como já discutido, a parte mais difícil será enviar essa bondade carinhosa para as pessoas pelas quais você talvez não tenha sentimentos tão positivos. Porém, esse processo lhe dará mais força e o ajudará a superar qualquer ressentimento ou sensação ruim que ainda guarde em relação essa pessoa; isso o ajudará a fortalecer sua habilidade de cultivar a verdadeira generosidade.

Cultivando a generosidade – principais dicas

- ✓ Compreenda a diferença entre empatia, compaixão e generosidade.
- ✓ Desenvolva a habilidade de colocar-se no lugar do outro.
- ✓ Explore o mundo a partir da perspectiva de outra pessoa.
- ✓ Escute o que as pessoas ao seu redor têm a dizer.
- ✓ Preocupe-se genuinamente pelos sentimentos alheios.
- ✓ Enxergue além da negatividade de outras pessoas e sinta compaixão.
- ✓ Entenda os benefícios da generosidade, tanto para você mesmo quanto para os outros.
- ✓ Escolha atitudes que estimulem comportamentos generosos.
- ✓ Desenvolva a habilidade de amar e a generosidade incondicional.
- ✓ Avalie seu comportamento diariamente e faça sempre o melhor que puder.

"Sustentamo-nos com aquilo que ganhamos, mas vivemos de fato com aquilo de doamos aos outros."

Winston Churchill

12
FAZENDO A DIFERENÇA

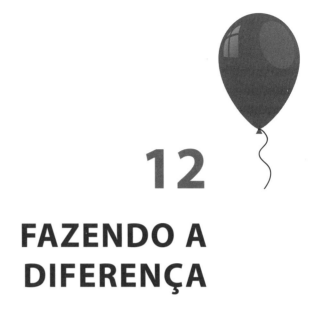

"Você é a única pessoa capaz de fazer a diferença. Seja qual for o seu sonho, lute por ele."

Earvin Magic Johnson

Certo dia, um homem estava caminhando pela praia quando reparou em um garotinho que, repetidas vezes, pegava algo da areia e então o atirava delicadamente no oceano. Depois de aproximar-se do menino, o homem perguntou: "O que você está fazendo?"

O garoto, cujo nome era Tom, respondeu: "Estou salvando todas as estrelas-do-mar que ficaram presas na praia. A arrebentação está forte e a maré logo vai baixar, então, se eu não ajudá-las agora elas morrerão."

O homem deu uma olhada ao seu redor e percebeu que a praia se estendia por quilômetros e quilômetros. Além disso, havia literalmente milhares de estrelas-do-mar espalhadas pelo local.

Então ele olhou novamente para o jovem Tom e disse: "Bem, parece que você não vai conseguir fazer muita diferença, não é?"

Depois de ouvir educadamente, Tom se abaixou, pegou mais uma estrela-do-mar e a atirou no mar. Depois o menino olhou para cima e disse ao homem: "Eu fiz a diferença para aquela ali."

****

Eu simplesmente amo esta história. De fato ela é a minha favorita. Assim como todas as demais inseridas neste livro, ela ilustra um ponto bastante pertinente. Porém, o que a difere das outras é o fato de ela ressaltar que todos nós temos valor e que, desde que nossas intenções sejam **positivas**, somos todos capazes de fazer a **diferença**.

Cada um de nós pode ter um propósito na vida, se assim o escolhermos. A chave para a felicidade é descobrir nosso próprio objetivo. A partir daí a vida se torna bem mais significativa. Quando conseguimos definir de maneira clara qual é o sentido de nossa existência, conseguimos não apenas formatá-la, mas também ajudar a quem estiver ao nosso redor. A definição de um objetivo positivo tem de ser o fator fundamental para que nos sintamos bem. A chave que, uma vez acionada, fará com que você se sinta motivado e satisfeito em relação a sua vida.

Quando você acorda a cada manhã sabendo que é capaz de agregar valor ao mundo em que vive, isso lhe garante a força e a energia que, às vezes, podem estar faltando em sua vida. Portanto, caso ainda não tenha definido seu propósito, você terá a partir desse momento a oportunidade de embarcar em uma excitante jornada de descoberta.

SIGNIFICADO E PROPÓSITO

Quando Matthew – o filho de minha amiga Melanie – ainda era bem pequeno, ele costumava fazer a seguinte pergunta às pessoas: **"Para que você serve?"**. Que pergunta maravilhosa para se fazer! De fato, imagino com que frequência nós paramos e nos questionamos sobre isso.

De acordo com algumas filosofias, nosso objetivo é a chave principal para que possamos viver uma **vida humana positiva**. Segundo outras, entretanto, nosso propósito não está fixado. Pelo contrário, somos plenamente livres para escolher o que desejamos ser. Estamos diante, portanto, de um profundo debate filosófico.

Para algumas pessoas, ter um objetivo na vida é algo essencial e fundamental; para outras, o propósito e a realização são interrompidos pelo medo do fracasso, pela falta de motivação ou por um desejo cego de buscar prazer por si só.

Parece, entretanto, que indivíduos que possuem significado e propósito em suas vidas são mais felizes; eles se sentem mais no controle da situação e conseguem extrair mais de tudo o que fazem. Essas pessoas também experimentam níveis menores de estresse e ansiedade, e estão menos sujeitas a enfrentar longos surtos depressivos.

Tendo isso em mente, em vez de ficarmos correndo de um lado para o outro do quintal como galinhas sem cabeça, o que de fato precisamos fazer é parar e explorar nosso **propósito pessoal**.

Estudos científicos envolvendo pessoas que acreditam que suas vidas têm um significado (objetivo) mostram evidências mais positivas de bem-estar geral. Martin Seligman (criador da Psicologia Positiva) descreveu o propósito como um componente vital da felicidade. Possuí-lo significa ser parte de algo em que realmente acreditamos – algo bem maior que nós mesmos.

Ter um objetivo na vida nos ajuda a responder a duas perguntas cruciais: 1ª) Por que estamos aqui? e 2ª) Qual o significado de tudo isso? Em geral, é impossível explicar o propósito em uma resposta única e definitiva, pois ele vai muito além de nossas atividades cotidianas. Ele norteia o modo como escolhemos viver a vida e as coisas pelas quais lutamos. Ele nos oferece estrutura e mensuração para as metas que estabelecemos para nós mesmos. O propósito nos ajuda a compreender o que nos acontece, e pode nos oferecer uma fonte de conforto e força suficiente para enfrentarmos períodos difíceis e desafiadores. Mas, acima de tudo, ter um propósito na vida nos ajuda a sentir que não estamos sozinhos, uma vez que, como já mencionado, somos parte de algo bem maior.

Particularmente, aprecio bastante a ideia de que estamos **todos conectados**; de que se magoarmos os outros acabaremos nos machucando também. Desse modo, temos o propósito de sermos generosos e gentis na maneira como nos comportamos em relação aos outros. Ao assumirmos mais responsabilidade pelas consequências de nossas ações, nosso propósito se torna mais honroso. Se abordarmos toda e qualquer situação da vida com intenções positivas e generosas, então estaremos de fato fazendo nossa própria contribuição individual no sentido de criarmos um mundo melhor.

ENCONTRANDO O SEU PROPÓSITO

Em essência, a religião é um conjunto de sistemas culturais e de crenças que conecta a humanidade à espiritualidade e, às vezes, a valores morais que podem garantir um propósito de vida a muitas pessoas. Pesquisas sugerem que indivíduos com fé tendem a apresentar uma média mais elevada em seus níveis de felicidade e bem-estar que outros desprovidos de crenças religiosas.

Todavia, a **religião** e a **espiritualidade não são as únicas fontes de propósito na vida**. Para muitas pessoas, os relacionamentos assumem essa posição. Neste sentido, familiares, amigos e até mesmo a comunidade podem criar um senso de conectividade que também nos garante significação e objetivos de vida.

Para algumas pessoas, a descoberta da razão de sua própria existência se dá através de experiências – em geral bastante complicadas; para outras ela ocorre por meio da mais profunda reflexão; alguns indivíduos encontram seu propósito de vida nos atos de amor – amando e sendo amados; outros ainda encontram seu objetivo maior no modo como escolhem se aproximar das pessoas ao seu redor – e do mundo como um todo. O fato é que cada um de nós tem sua própria maneira de buscar seu propósito de vida. Porém, nunca é demais ressaltar a importância desse significado ao fazermos grandes escolhas que digam respeito à nossa família e às nossas prioridades, ao nosso emprego e estilo de vida.

Algumas pessoas entendem a ideia de encontrar seu propósito de vida como "ouvir o seu chamado". A única coisa que é certa é que o "significado" de vida é algo extremamente pessoal. Ninguém pode nos dizer o que dá significado à nossa própria vida. Sendo assim, se, em vez de assumirmos responsabilidade pelo nosso futuro, decidirmos depender dos outros para essa tarefa, nos torna-remos absolutamente vulneráveis. Precisamos descobrir diferentes maneiras de encontrar nosso propósito de vida. Neste sentido, temos de explorar, identificar e perseguir nosso objetivo mantendo sempre em mente uma intenção clara: **tornar o mundo melhor**.

DOE-SE AO OUTRO

Como já mencionado no Capítulo 11, a generosidade é a regra de ouro e a chave não apenas para encontrarmos nossa própria felicidade, mas também para aju-darmos os outros a serem felizes. Muitas pessoas acreditam não dispor do que teoricamente lhes seria necessário para fazer algo de especial nesse mundo. Elas acham que somente indivíduos como Gandhi, madre Teresa de Calcutá e/ou Albert Einstein são capazes de fazer diferença.

Porém, a verdade é que cada um de nós tem a habilidade de contribuir de maneira única para o aprimoramento de nosso planeta. Como no caso do pequeno garo-tinho e as estrelas-do-mar, não é preciso que seja algo tão fora do normal – basta que esteja claro o objetivo de se fazer o bem.

Portanto, se quiser se sentir bem faça algo de bom para outra pessoa. Pode ser algo simples, absolutamente não planejado ou até mesmo uma atividade volun-tária regular. Essa, aliás, é uma poderosa maneira de estimular a sensação de felicidade em nós mesmos e nos que estão ao nosso redor. Talvez as pessoas a quem você decidir ajudar sejam desconhecidas, membros da família, amigos, colegas ou vizinhos. O fato é que o ato de doar-se ao outro pode ocorrer na forma de uma palavra amiga, de um sorriso ou um gesto carinhoso.

Estudos científicos demonstram que a atitude de ajudar os outros fomenta nossa própria felicidade. Ela eleva nosso grau de satisfação em relação à vida, nos dá um senso de propósito, amplia nossa sensação de capacidade, aprimora nosso estado de humor e ainda reduz o estresse. Além disso, ela pode nos ajuda a desviar nossa mente de nossos problemas pessoais.

Existem alguns pontos de conexão bem fortes entre a nossa felicidade e o ato de beneficiar os outros. Em primeiro lugar, a felicidade nos ajuda a colaborar. Indivíduos felizes mostram-se mais interessados ou inclinados a auxiliar seus pares. Em geral, há maior probabilidade de que esses indivíduos tenham realizado atos de colaboração recentes ou investido um bom percentual de seu tempo livre ou dinheiro ajudando ao próximo.

Acredita-se desde há muito tempo que a atitude de dar ao outro garante maior felicidade ao ser humano. Todavia, só recentemente essa ideia começou a ser cientificamente comprovada e, de fato, ela faz todo o sentido. Cientistas estão reconsiderando o conceito de **"gene egoísta"** e explorando a evolução do altruísmo, da cooperação, da compaixão e da generosidade.

Diferentemente do que alguns possam acreditar, o ato de dar não diz respeito apenas a dinheiro. Portanto não é preciso que você espere até ganhar na loteria para começar a contribuir. Como já mencionado, bastam algumas palavras generosas, um sorriso ou um gesto de carinho. É possível doar tempo, cuidados, habilidades, pensamentos e/ou atenção. Aliás, esses tipos de doações podem significar bem mais que qualquer contribuição financeira. A atitude de dar também nos conecta ao próximo, criando comunidades mais fortes e contribuindo para uma sociedade mais feliz para todos.

Seres humanos são criaturas altamente sociais e evoluíram como uma espécie que aprecia e preza a convivência. Sendo assim, se as pessoas são altruístas, é mais provável que gostem umas das outras e que, por conta disso, construam conexões sociais melhores e mais fortes, assim como redes sociais mais firmes e apoiadoras, que, por sua vez, levam a uma sensação ainda mais forte de felicidade e bem-estar.

Sempre ouvi dizer que os seres humanos somente fazem alguma coisa quando recebem algo em troca. Mas, se assim o fosse, como poderíamos explicar o fato de alguns indivíduos doarem dinheiro e praticarem atos de generosidade de maneira anônima? Atualmente, estudos realizados demonstram que as áreas do cérebro iluminadas quando doamos dinheiro a causas importantes são exatamente as mesmas regiões que se destacam quando recebemos dinheiro nós mesmos ou respondemos a estímulos agradáveis, como alimentos e/ou sexo. Ou seja, a atitude de dar aos outros ativa os mesmos centros de recompensa do cérebro, o que nos faz sentir bem e nos encoraja a repetir a ação positiva. Doar dinheiro a uma boa causa é literalmente tão bom quanto recebê-lo, em especial se a doação for voluntária.

O ato de ajudar ao outro está mais fortemente associado à posse e **manutenção de saúde mental** que o próprio recebimento de apoio. Estudos mostram que indivíduos voluntários apresentaram menos sintomas de depressão e ansiedade e se sentiram mais esperançosos em relação à vida. Como já explicado, doar faz com que o ser humano sinta-se bem em relação a si mesmo, permite que ele se desvie dos problemas do cotidiano e se mostre mais grato pelo que já possui.

COMO FAZER A DIFERENÇA

Existem várias maneiras pelas quais é possível fazer alguma diferença no mundo, seja ela grande ou pequena. Ou seja, você também é capaz de salvar uma estre-la-do-mar!

Há algum tempo, quando trabalhava em Adis Abeba, capital da Etiópia, eu costumava sempre encontrar com um homem aleijado no caminho para o meu trabalho. Todos os dias aquele senhor me cumprimentava e sorria. Certo dia decidi parar e ver o que ele fazia e quanto ganhava. Na ocasião percebi que ele tinha consigo uma caixa com algumas canetas de plástico que pareciam velhas e já bastante utilizadas. Foi então que notei que ele estava imbuído em transformar lentamente cada uma daquelas canetas, recobrindo-as de amarelo, vermelho e verde – as cores da bandeira de seu país. Naquele momento eu o felicitei pelo belo trabalho e imediatamente vi o orgulho em seus olhos.

E toda vez que eu passava por ele eu percebia que a quantidade de canetas na caixa aumentava, então resolvi lhe perguntar quanto tempo levava para terminar cada uma. Por meio de gestos ele me explicou que, em geral, conseguia fazer meia dúzia de exemplares por dia. Quando olhei para as mãos retorcidas e os dedos nodosos daquele homem, logo percebi o enorme esforço que ele era obrigado a fazer.

No meu último dia na cidade decidi ir até lá para comprar alguns exemplares e presentear amigos e familiares. Então, logo que me aproximei ele sorriu e me entregou uma caneta. Imediatamente eu enfiei a mão no bolso para apanhar o dinheiro, mas ele acenou com a cabeça e insistiu que eu ficasse com ela – **era um presente!** Seu gesto tocou-me de maneira profunda. Aquele homem que possuía tão pouco foi capaz de doar de modo tão generoso. Aquilo me fez sentir extremamente feliz.

Depois de aceitar o presente, insisti em comprar todos os demais exemplares que estavam em sua caixa, afinal, eu tinha condições de fazê-lo. Foi então que percebi que ele me dera aquela primeira caneta porque também tinha condições de agir daquele modo. O fato é que todos nós somos capazes de dar – todos nós podemos compartilhar.

James Joyce, autor de *Ulisses*, sempre defendeu a ideia de que cada um de nós deveria **"Poupar um terço, gastar um terço e doar um terço do que possuía"**. Sou apaixonada pelo conceito de caridade, e acredito que todos nós devemos fazer uma pequena parte. Porém, embora o dinheiro seja muito importante para as entidades beneficentes – e elas precisem muito –, nem tudo tem a ver com ele. O tempo, o apoio e a carinho são itens absolutamente cruciais.

O que mais me chama a atenção é o fato de que quanto mais as pessoas preenchem suas vidas com o materialismo, ou seja, com equipamentos sofisticados, dispositivos eletrônicos e peças exclusivas, menos tempo elas tem para pensar em dar algo de si para os outros. Será que elas acham que uma grande doação aliviará sua consciência. Infelizmente parece que no Ocidente cultivamos uma mentalidade egocêntrica do **"eu, eu e eu."** É óbvio que se nos concentrássemos um pouco mais nos outros, gastaríamos menos tempo pensando em nossos próprios problemas, quando a autoindulgência não nos ajudasse nessa empreitada e ainda se revelasse contraprodutiva.

Comece imediatamente a fazer algo positivo. Como costumava dizer a madre Teresa: **"Não podemos fazer grandes coisas nesse mundo, apenas pequenas ações, mas sempre com muito amor."**

Veja a seguir algumas maneiras de você fazer a diferença.

Dê o exemplo

Um bom exemplo vale muito mais que um ótimo conselho. Quando decidimos fazer a diferença, devemos tentar influenciar os outros a fazerem o mesmo, e a melhor maneira de convencer as pessoas é dando o exemplo. Comece fazendo aquilo que está ao seu alcance agora. Demonstre mais consideração pelas pessoas com quem vive, trabalha e/ou se mantém em contato diariamente. Todo pequeno esforço conta, independentemente do quão insignificante pareça. Apenas faça alguma coisa boa pelos outros.

Respeite e valorizes as outras pessoas

No Capítulo 8 mencionei o caso do gerente que deixou de completar uma avaliação porque seu celular tocou e algo mais importante surgiu naquele momento. Parece que esse tipo de mentalidade está proliferando. Vivemos em um mundo em que praticamente tudo é descartável, tudo pode ser substituído, até mesmo relacionamentos. Ou pelo menos essa parece ser nossa percepção.

Quantas vezes deparamos com indivíduos que, de posse de seus telefones celulares sequer se preocupam em fazer contato visual com os que estão ao seu redor, o que dirá em conversar com pessoas com as quais um dia talvez mantenham transações comerciais? Dar às pessoas toda a sua atenção não é apenas um ato de gentileza, mas também uma demonstração de respeito e boas maneiras. Portanto, da próxima vez que você se envolver de algum modo com outro indivíduo, olhe em seus olhos, sorria e agradeça. São essas pequenas atitudes que realmente contam.

Escute o que os outros estão dizendo

Escutar o que os outros têm a dizer sem julgá-los é uma das atitudes mais generosas a se tomar. Algumas pessoas podem querer compartilhar um problema é até já saibam a melhor solução, embora não necessariamente tenham consciência desse fato. Ao ouvir o que elas têm a dizer você estará ajudando. Talvez elas simplesmente precisem de encorajamento e ajuda para iniciarem essa nova jornada. Quem sabe elas só precisem de apoio prático ou que você apenas pare por um momento e as escute.

As pessoas também gostam de compartilhar experiências positivas. Ser capaz de contar aos outros sobre um novo relacionamento, um feriado ou um fato importante no trabalho, e de entusiasmá-los com suas histórias, pode tornar a experiência bem mais excitante. Ouça e vivencie esse momento com seu narrador, pois isso fará com que ele fique muito mais feliz.

Defenda quem precisar de ajuda

Tenho certeza de que você já testemunhou alguém sendo tratado com injustiça. Tanto na vida profissional quanto na social. De fato, indivíduos merecedores de reconhecimento nem sempre o recebem. Talvez eles temam o confronto e considerem difícil defender seus direitos. Ao assumir a briga e ajudar essas pessoas a conseguirem o que têm direito, você certamente causará um forte impacto em suas vidas. Em troca essas pessoas obterão a justiça que lhes cabe e se sentirão melhor. Porém, seja suficientemente cuidadoso para ter em mãos todas as informações de que necessita e assim evitar agir de maneira inadequada.

Apoie uma instituição de caridade

Existem várias instituições de caridade que costumo apoiar de maneira ativa. Cada um de nós faz suas próprias escolhas quanto àquelas às quais desejamos devotar nosso tempo e dinheiro. Há inúmeras maneiras distintas de se ajudar a quem precisa. Seja qual for sua motivação e seu estímulo, é mais que provável que a instituição de sua escolha seja definida pelas próprias experiências que você já tenha enfrentado em sua vida, e esteja relacionada a alguma coisa pela qual você abrigue verdadeira paixão.

FAZENDO A DIFERENÇA

Há muitos anos, quando ainda vivia em Londres, estava caminhando pela rua Oxford sob temperatura negativa quando vi um homem tremendo de frio. Ele estava deitado na calçada, enrolado em um cobertor imundo. Decidi imediatamente comprar-lhe um copo de chá bem quente e colocá-lo ao seu lado. Quando me afastei, percebi a presença de dois estranhos muito bem vestidos que apontavam para o homem e riam. Lembro-me que essa situação realmente me enfureceu. Então, enquanto caminhava para casa, completamente enraivecida e frustrada, decidi que queria canalizar toda aquela energia emocional para algo construtivo.

Por conta daquela experiência, criei um grupo de apoio à Barnardo's[1], uma instituição de caridade que já desenvolvia um projeto para manter crianças jovens foras das ruas de Camden, região de Londres. Trabalhar ativamente por dois anos no levantamento de fundos ajudou a abrir meus olhos para a situação. Aprendi muito sobre generosidade e bondade e descobri o quanto as pessoas são fantásticas e gostam de oferecer apoio a quem precisa. Se não podiam oferecer dinheiro, colaboravam com tempo e trabalho.

Também aprendi o quão desafiador pode ser para muitas organizações que tentam levantar dinheiro e não conseguem atrair o apoio de que tanto necessitam.

Instituições de caridade são ótimas opções para quem deseja participar e ajudar um pouquinho. Todos nós guardamos coisas de que não usamos em caixas de papelão, achando que um dia poderemos voltar a utilizá-las. Porém, de quanto realmente precisamos? Fico assustada quando ouço celebridades se gabarem dos milhares de calçados que guardam em seus armários. Quando olhamos para a quantidade de coisas repetidas que possuímos, percebemos que podemos parecer extremamente ambiciosos. Por que você não aproveita o fim de semana para desentulhar seus armários e sua vida? Pegue um saco e coloque dentro dele tudo aquilo que já não lhe serve mais, e que possivelmente jamais voltará a utilizar, e doe tudo para uma instituição de caridade.

Quando o assunto é ajudar a quem precisa, se cada um fizer um pouquinho a diferença no final será gigantesca.

---

1 – A mais conhecida instituição de caridade da Inglaterra, inaugurada em 1870, por Thomas John Barnardo. (N.T.)

Atos aleatórios de generosidade

Há tanto que se pode fazer. De fato são as pequenas coisas que podem salvar o dia de outra pessoa, como ajudá-la a carregar algo pesado ou levantar um carrinho de bebê, segurar a porta do elevador, retirar o lixo. Não precisa ser nada tão especial. Ter a coragem de felicitar alguém que está elegante pode fazer com que essa pessoa fique feliz pelo resto do dia. Certamente você já foi brindado com um ato de gentileza, portanto, tenho certeza de que sabe o quanto é bom. No final deste livro, entre vários *websites* especializados em promover felicidade, há o endereço de um *site* específico sobre atitudes aleatórias de generosidade. Ele certamente servirá de inspiração.

Li em algum lugar sobre uma mulher que sempre carregava um guarda-chuva extra consigo quando chovia, para o caso de alguém ser pego de surpresa e precisar de ajuda. Achei essa atitude comovente. O pensamento antecipado é algo fantástico, além de uma ótima maneira de condicionar sua mente para que ela funcione com generosidade. Aprecio muito da ideia de agir de maneira proativa e pensar em maneiras de ser útil aos outros.

Há tantas histórias absolutamente reconfortantes sobre pequenos atos de gentileza que todos nós somos capazes de realizar. Esteja você onde estiver, e o que quer que esteja fazendo, sempre haverá boas oportunidades de ajudar. Em casa, por exemplo, você pode se certificar de que não esteja tratando as pessoas a quem ama sem o devido carinho: um presentinho sob o travesseiro, um jantar delicioso sem qualquer ocasião especial, lavar a louça mesmo quando não é a sua vez e coisas desse tipo.

No trabalho você poderia simplesmente organizar um local de trabalho antes de outro colega ter de utilizá-lo ou comprar uma caixinha de bombons ou uma garrafa de vinho para agradecer a ajuda de um colega em um projeto. Vale a pena fazer um esforço consciente para reconhecer quando alguém fez algo corretamente, agradecer o apoio e deixar claro que você está agradecido.

Esteja onde estiver, a vida sempre lhe oferecerá inúmeras oportunidades de ser gentil. Preste atenção a elas. Adquira o hábito de fazer algo positivo que beneficie outra pessoa e o faça sentir-se orgulhoso.

Seja feliz

Felicidade e amor são os dois maiores presentes que você pode dar ao mundo. Com frequência, estamos tão absortos em nossas bolhas individuais que nos esquecemos de que existem outras pessoas no mundo que podemos tornar **mais felizes** e **mais amadas**.

Faça a diferença agora mesmo não apenas para si mesmo, mas também para os que estão ao seu redor, e **seja muito feliz!**

Fazendo a diferença: principais dicas

✓ Identifique o propósito e o significado de sua vida.
✓ Tome a decisão de buscar oportunidades para ser generoso.
✓ Pratique a generosidade regularmente.
✓ Seja o primeiro a dar exemplos positivos.
✓ Respeito e valorize as outras pessoas.
✓ Escute o que os outros têm a dizer.
✓ Defenda outras pessoas quando estas forem tratadas injustamente.
✓ Apoie uma instituição de caridade ou trabalhe como voluntário em um projeto comunitário.
✓ Faça a diferença agora mesmo – seja feliz.

"Ninguém consegue fazer tudo, mas cada um de nós é capaz de fazer alguma coisa."

Autor desconhecido

RECURSOS PARA A FELICIDADE

OS 10 MELHORES *WEBSITES* PARA PROMOVER A FELICIDADE

É cada vez maior o número de *sites* voltados para as coisas positivas na vida do ser humano. Veja a seguir uma lista contendo dez *sites* que considero meus favoritos. Eles oferecem ótimos conselhos aos visitantes.

1. Action for Happiness (Ação em prol da felicidade)

www.actionforhappiness.org

O Action for Happiness é um movimento que busca mudanças sociais positivas. Seu objetivo é reunir indivíduos de todas as classes sociais que queiram participar da criação de uma sociedade mais feliz para todos. Particularmente, recomendo que você se registre e junte-se a esse movimento. Ele mudará sua vida para melhor e, ao mesmo tempo, contribuirá para a melhoria da vida de outras pessoas!

2. Random Acts of Kindness (Atos aleatórios de generosidade)

www.randomactsof kindness.org

A Random Acts of Kindness Foundation é uma organização internacional sem fins lucrativos estabelecida sobre a forte crença na generosidade. Ela se dedica a garantir recursos e ferramentas que encorajem atos de generosidade.

3. Happy News (Boas notícias)

www.happynews.com

Este *website* acredita que a virtude, a boa vontade e o heroísmo são notícias importantes. É por essa razão que o *site* veicula notícias atualizadas que visam elevar o espírito humano e inspirar pessoas. Acrescente a isso uma equipe de jornalistas cidadãos engajados em transmitir histórias positivas em todo o mundo e terá um lugar perfeito para boas notícias.

4. Happy Planet Index (Classificador de felicidade no planeta)

www.happyplanetindex.org

Site que avalia o grau de bem-estar das pessoas em várias nações do mundo, enquanto leva em consideração seu impacto ambiental. O conteúdo é bastante interessante.

5. Authentic Happiness (Felicidade autêntica)

www.authentichappiness.sas.upenn.edu

Trata-se da *homepage* do dr. Martin Seligman, diretor do Positive Psychology Centre (Centro de Psicologia Positiva), na Universidade da Pensilvânia, e criador da Psicologia Positiva, um ramo da psicologia que se concentra no estudo empírico de questões como emoções positivas, personalidade baseada em pontos fortes e instituições saudáveis.

6. Happy Simple Living (Vida simples e feliz)

www.happysimpleliving.com

Um *site* bastante positivo que explora vários tópicos diferentes: simplicidade, lar, família, bons alimentos, finanças pessoais e vida sustentável.

RECURSOS PARA A FELICIDADE

7. The Way to Happiness (O caminho para a felicidade)

www.thewaytohappiness.org

Originalmente publicado em 1981, trata-se do primeiro código moral completamente baseado no bom senso. Seu objetivo é ajudar a deter o atual declínio moral da sociedade e, ao mesmo tempo, restaurar a integridade e a confiança no ser humano. O Way to Happiness detém o recorde Guinness como o *site* mais traduzido do mundo.

8. Laugh Alive (Ria vivo)

www.laughtergym.com

Este é um *website* fantástico, repleto de informações super interessantes sobre o riso. A terapia do riso é a última tendência na área de liberação de estresse e melhoria da saúde. De acordo com novas pesquisas, nunca precisamos tanto do riso. O fato é que muitos de nós não temos a chance de dar uma boa gargalhada, mesmo que uma única vez ao dia. Aliás, espantosamente, a quantidade de riso diária do ser humano está três vezes abaixo do registrado na década de 1950.

9. World Kindness (Generosidade global)

www.worldkindness.org.sg

A ideia por trás do World Kindness Movement (WKM) surgiu em uma conferência em Tóquio, em 1997, quando o Small Kindness Movement of Japan (Movimento em prol de Pequenos Atos de Gentileza do Japão) reuniu movimentos similares de todas as partes do mundo. A missão do WKM é inspirar indivíduos a agirem com mais generosidade e conectar as nações para criar um mundo mais gentil.

10. Meu próprio *site*

www.liggywebb.com

Eu precisava mencionar este *site*, uma vez que nele o visitante encontrará uma enorme variedade de materiais desenvolvidos com o intuito de ajudar a promover a saúde e a felicidade dos seres humanos. Estes podem ser facilmente baixados, portanto, sinta-se livre para utilizar o que estiver disponível.

OS DEZ MELHORES FILMES PARA PROMOVER A FELICIDADE

Particularmente, adoro assistir filmes edificantes e positivos. Veja a seguir uma lista contendo meus **dez filmes favoritos**. Eles ajudarão a elevar seu espírito e farão com que você se sinta melhor.

1. *A Felicidade Não se Compra* (título original *It's a Wonderful Life* – 1946) – Esse filme é prescrito por psiquiatras como um medicamento para depressão. Trata-se da solução de Hollywood para aumentar os níveis de serotonina no corpo humano. Por conta de sua história edificante e pela fantástica interpretação do ator James Stewart, este filme permanece como um dos mais apreciados pelo público.

2. *Um Sonho de Liberdade* (título original *The Shawshank Redemption* – 1994) – Trata-se de um drama dirigido por Frank Darabont. Este filme, cuja história se passa em uma prisão norte-americana, é considerado um dos melhores já produzidos em todos os tempos. Ele resume o poder do otimismo e garante ao espectador alguns momentos maravilhosos e inspiradores que irão proporcionar-lhe o decisivo fator bem-estar.

3. *A Pequena Miss Sunshine* (título original *Little Miss Sunshine* – 2006) – Em geral, o estilo "filme de estrada" parece um ótimo ponto de partida para histórias alegres e edificantes. Afinal, ele gira em torno de um tipo de viagem que personagens e espectadores fazem juntos, descobrindo ao longo do caminho não apenas a humanidade como um todo, mas também sua própria condição como indivíduos. O filme *A Pequena Miss Sunshine*, que traz excelentes performances de seus atores, é vibrante, engraçado e repleto de esperança e de personagens maravilhosos.

RECURSOS PARA A FELICIDADE 179

4. *O Fabuloso Destino de Amelie Poulain* (título original *Le Fabuleux Destin d'Amélie Poulain* – 2001) – *Amelie* é uma história doce e otimista de pura descoberta, cujo cenário é uma Paris perfeita. A cidade é pintada em tons vibrantes, que encapsulam o romantismo de um local visitado por todos que desejam se apaixonar – ou pelo menos é isso que o filme faz o telespectador acreditar.

5. *Forrest Gump, o Contador de Histórias* (título original *Forrest Gump* – 1994) – A vida é como uma caixa de chocolates! Este filme de Robert Zemeckis é ao mesmo tempo sentimental e épico. Com uma ótima *performance* de Tom Hanks e uma viagem maravilhosamente orquestrada que permeia vários momentos da história norte-americana, essa narrativa, penso, irá elevar seu espírito

6. *Diabo a Quatro* (título original *Duck Soup* – 1933) – Em seu lançamento no início da década de 1930, este filme não foi considerado especial, mas, com o tempo, a opinião geral sobre ele mudou bastante. Atualmente ele é com frequência considerado uma obra prima e, talvez, a melhor película produzida pelos irmãos Marx.

7. *Procurando Nemo* (título original *Finding Nemo* – 2003) – O melhor filme da Pixar é sobre um peixe palhaço que se envolve em uma aventura e cruza o oceano à procura de seu filho. Trata-se de uma história emocionante sobre lealdade familiar e amizade, que tem como pano de fundo um cintilante oceano desenvolvido numa tela de computador.

8. *A Vida é Bela* (título original *La Vita é Bella* – 1997) – Roberto Benigni é responsável por essa belíssima história que celebra o espírito humano. O filme certamente trará à tona suas emoções mais profundas, mas o enredo diz respeito à vitalidade do ser humano em meio a toda a destruição causada pela guerra. Nas palavras precisas do crítico de cinema Roger Ebert: "*A Vida é Bela* não trata nem dos nazistas nem dos fascistas, mas do espírito humano."

9. *E.T. – O Extraterrestre* (título original *E.T. – The Extra-Terrestrial* – 1982) – Duas crianças inocentes e perdidas – um ser humano e um alienígena – descobrem o sentido da amizade e se envolvem em várias aventuras em um subúrbio da Califórnia. O filme pode até ser sobre extraterrestres, mas sua mensagem é universal. No final é bem provável que você se deixe levar pelas lágrimas e ainda se sinta inspirado a assistir essa história mágica mais uma vez.

10. *Mary Poppins* (título original *Mary Poppins* – 1964) – Este musical é meu filme favorito de todos os tempos. Estrelado por Julie Andrews e Dick Van Dyke, e produzido pelos estúdios Walt Disney, a história se baseia na série de livros *Mary Poppins* de P.L. Travers. Ao longo da narrativa, Julie Andrews transmite de maneira brilhante o sentimento de positividade, sendo que sua *performance* foi agraciada com o Oscar de melhor atriz principal. Trata-se de uma experiência extremamente prazerosa para os espectadores.

AS DEZ MELHORES MÚSICAS PARA PROMOVER A FELICIDADE

Já existem provas científicas de que escutar música faz com que o cérebro libere dopamina, uma substância que provoca bem-estar. Portanto, se você quiser se sentir bem e manter seu espírito elevado, recomendo as seguintes canções:

1. *What a Wonderful World* (*Que Mundo Maravilhoso*) – Louis Armstrong

2. *Proud* (*Orgulhoso*) – M People

3. *Blame it on the Boogie* (*Culpe o Boogie*) – Jackson 5

4. *Happy Talk* (*Conversa Feliz*) – Captain Sensible

5. *The Beloved* (*Os Amados*) – Sweet Harmony

6. *Pack it Up* (*Faças as Malas*) – Eliza Doolittle

7. *Top of the World* (*O Topo do Mundo*) – The Carpenters

8. *Man in the Mirror* (*Homem no Espelho*) – Michael Jackson

9. *Oh Happy Day* (*Oh Dia Feliz*) – Aretha Franklin

10. *Dancing Queen* (*Rainha Dançante*) – ABBA

AS DEZ MELHORES MÚSICAS CLÁSSICAS PARA PROMOVER A FELICIDADE

Meu pai, meu irmão e meu sobrinho tocam piano muito bem e tive a sorte de estar sempre rodeada por música clássica, em toda a minha vida. A seguir as minhas favoritas:

1. *Clair de Lune* (*Luz da Lua*) – Claude Debussy

2. *Canon in D* (*Canon em Ré Maior*) – Johann Pachelbel

3. *Nimrod* (*Nimrod – Variação 9*) – Edward Elgar

4. *The Nutcracker Suite & Swan Lake* (*O Quebra-Nozes & O Lago do Cisne*) – Pyotr Ilych Tchaikovsky

5. *"Peer Gynt" Suite No. 1, Op. 46 – Morning* (*"Peer Gynt" Suíte Nº 1, Opus 46 – Manhã*) – Edvard Grieg

6. *Blue Danube* (*Danúbio Azul*) – Johann Strauss

7. *Nocturn* (*Noturno*) – Frederic Chopin

8. *Polovtsian Dance* from *Prince Igor* (*Danças Polovetsianas* da ópera *Príncipe Igor*) – Alexander Borodin

9. Overture from *Barber of Seville* (Abertura da opera *O Barbeiro de Sevilha*) – Gioachino Rossini

10. *Flight of the Bumblebee* (*O Voo do Besouro*) – Nikolai Rimsky-Korsakov

AS DEZ MELHORES CITAÇÕES PARA PROMOVER A FELICIDADE

Por fim, como já pode perceber ao ler este livro, eu adoro citações. Ao longo de toda a minha vida, algumas citações ressoaram em minha mente. De fato, minha casa é literalmente decorada com palavras de sabedoria que reforçam a esperança e o otimismo que nos faz seguir em frente. Veja a seguir uma lista contendo minhas dez citações favoritas, que infelizmente não puderam ser utilizadas nos capítulos.

1. Leo F. Buscaglia

"Felicidade é conhecer a si próprio – não se trata de ser perfeito, mas de ser bom o suficiente e saber que está em um processo de crescimento, de transformação e busca por níveis mais elevados de alegria. Trata-se de contentamento e de aceitação daquilo que você é; do conhecimento de que o mundo e a vida estão repletos de aventuras impressionantes e possibilidades, e de que você é parte do centro. É saber que, independentemente do que houver você, de algum modo, saberá lidar com tudo isso, reconhecendo que tudo na vida passa; que até mesmo seu maior desespero se dissipará."

2. William Shakespeare

"Acima de tudo, sê fiel a ti mesmo."

3. Oscar Wilde

"Algumas pessoas provocam alegria aonde quer que vão; outras, quando vão."

4. Ralph Waldo Emerson

"Rir muito e com frequência;

Ganhar o respeito de pessoas inteligentes e a afeição das crianças;

Conquistar a apreciação de críticos honestos e resistir à traição de falsos amigos;

Apreciar a beleza, encontrar o melhor nos outros;

RECURSOS PARA A FELICIDADE

Fazer do mundo um lugar melhor, seja ofertando-lhe uma criança saudável, um belo jardim ou a redenção de uma condição social;

Saber que uma única vida se tornou melhor porque você existiu.

Isso significa que você foi bem-sucedido."

5. Helen Keller

"Embora o mundo esteja repleto de sofrimento (...) ele também está cheio de momentos de superação."

6. Joseph Campbell

"Somente quando chegamos ao fundo do abismo recuperamos o que importa na vida. O verdadeiro tesouro estará no local em que tropeçarmos. A mesma caverna que você tanto teme adentrar abriga tudo aquilo que você está procurando."

7. Aristóteles

"A felicidade é, ao mesmo tempo, o significado e o propósito de vida do ser humano; é o objetivo máximo e a própria finalidade da existência humana."

8. Harriet Meyerson

"A felicidade surge apenas da apreciação do que se tem no presente. É preciso ficar feliz até mesmo ao apreciar os próprios problemas, pois eles ajudam a construir seu caráter."

9. Mark Twain

"Quem quer que esteja feliz tornará os outros felizes também."

10. Buda

"Você, tanto quanto qualquer outra pessoa em todo o universo, merece seu próprio amor e sua própria afeição."

www.dvseditora.com.br